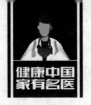

健康中国
家有名医

胃病
诊断与治疗

总主编 王韬 教授

中国科普作家协会　医学科普创作专委会主任委员

主编 —— 胡 颖

U0202338

上海科学技术文献出版社
Shanghai Scientific and Technological Literature Press

图书在版编目（CIP）数据

胃病诊断与治疗 / 胡颖主编 . —上海：上海科学技术文献出版社，2023

（健康中国·家有名医丛书）

ISBN 978-7-5439-8549-0

Ⅰ.①胃… Ⅱ.①胡… Ⅲ.①胃疾病—诊疗—普及读物 Ⅳ.①R573-49

中国版本图书馆 CIP 数据核字 (2022) 第 043757 号

选题策划：张　树
责任编辑：付婷婷
封面设计：留白文化

胃病诊断与治疗
WEIBING ZHENDUAN YU ZHILIAO
主编　胡　颖
出版发行：上海科学技术文献出版社
地　　址：上海市长乐路 746 号
邮政编码：200040
经　　销：全国新华书店
印　　刷：商务印书馆上海印刷有限公司
开　　本：650mm×900mm　1/16
印　　张：16.75
字　　数：171 000
版　　次：2023 年 1 月第 1 版　2023 年 1 月第 1 次印刷
书　　号：ISBN 978-7-5439-8549-0
定　　价：48.00 元
http://www.sstlp.com

"健康中国·家有名医"丛书总主编简介

王 韬

上海市同济医院急诊医学部主任兼创伤中心主任，上海领军人才，全国创新争先奖状、国家科技进步奖二等奖获得者，国家健康科普专家库首批成员，中国科协辟谣平台专家，国家电影局科幻电影科学顾问，中国科普期刊分级目录专家委员会成员，中国科普作家协会医学科普创作专委会主任委员，中华医学会《健康世界》杂志执行副总编。

胃病诊断与治疗
作者简介

胡 颖

　　上海交通大学医学院附属新华医院消化内科主任医师、医学博士、教授、硕士生导师。新华医院消化内科行政副主任，新华医院崇明分院消化科行政主任。世界胃肠病学会会员、中华医学会肝病学分会第七届委员会重型肝病与人工肝学组委员、第八届上海市中西医结合学会消化系统疾病专委会委员、上海市抗癌协会消化内镜专业委员会委员、北京亚太肝病诊疗技术联盟上海联盟理事。上海市科学技术委员会课题评审专家组专家、教育部学位中心评审专家。长期从事消化内科临床、教学及科研工作。在胃肠道疾病的临床诊治、预防、相关并发症处理以及消化内镜操作方面积累了丰富的经验。参与包括国家自然科学基金在内的各级各类科研项目20余项，获上海市科学技术委员会科学技术成果奖。指导或协助指导博士生及硕士生60余名。参与《中华肝病专家论坛》《临床胃肠微生态学》等4部医学专著编写。

"健康中国·家有名医" 丛书编委会

苑　杰　华北理工大学冀唐学院院长、主任医师、教授

罗　力　复旦大学公共卫生学院党委书记、教授

周行涛　复旦大学附属眼耳鼻喉科医院院长、主任医师、教授

唐　琼　上海市计划生育协会专职副会长

陶敏芳　上海市第八人民医院院长、主任医师、教授

桑　红　长春市第六医院主任医师、教授

薄禄龙　海军军医大学第一附属医院麻醉科副主任、副主任医师、
　　　　副教授

总　序

　　近日，中共中央办公厅、国务院办公厅印发了《关于新时代进一步加强科学技术普及工作的意见》，从加强科普能力建设、促进科普与科技创新协同发展等七个方面着重强调了科普是国家和社会普及科学技术知识、弘扬科学精神、传播科学思想、倡导科学方法的活动，是实现创新发展的重要基础性工作。这是对新时代科普工作提出新的明确要求，是推动新时代科普创新发展的重大契机。为响应号召，推进完成在科普发展导向上强化战略使命、发挥科技创新对科普工作的引领作用、发挥科普对于科技成果转化的促进作用的三大重要科普任务；促进我国科普事业蓬勃发展，营造热爱科学、崇尚创新的社会氛围，构建人类命运共同体，上海科学技术文献出版社特此策划推出"健康中国·家有名医丛书"。

　　健康是人最宝贵的财富，然而疾病是其绕不开的话题。随着社会发展，在人们物质水平提高的同时，这让更多人认识到健康的重要性，激发了全社会健康意识的觉醒。对健康的追求也有着更高的目标，不再局限于简单的治已病，而是更注重"未病先防、既病防变、愈后防复"。多方面的因素使得全民健康成为"热门"话题。

　　现代社会快节奏和高强度的生活方式，使我们常常处于亚健康状态。美食诱惑、运动不足、嗜好烟酒，往往导致肥胖，诱发高血压、高血脂、高血糖、高尿酸乃至冠心病、脑卒中，甚至损伤肺功能，造成肾功能衰退，而久病卧床又会造成肺炎、压疮、下肢血管栓塞等衍生疾病……凡此种种，严重影响人们的健康生活。

　　"经济要发展，健康要上去"，是每个老百姓的追求。"健康中

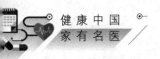
国"不是一个口号，也不是一串数字。人民健康是民族昌盛和国家富强的重要标志，健康是人们最具普遍意义的美好生活需要。该丛书遴选临床常见病、多发病，为广大读者提供一套随时可以查阅的医学科普读物。

这套丛书，为广大读者提供一份随时可以查阅的医学手册，帮助读者了解与疾病预防治疗相关的各类知识，探索疾病发生发展的脉络，为找寻最合适的治疗方法提供参考。为全社会健康保驾护航，让大众更加关注基础疾病的治疗，提高机体免疫力。在为患者答疑解惑的同时，也传递了重要的健康理念。

本丛书秉承上海科学技术文献出版社曾经出版的"挂号费"丛书理念，作为医学科普读物，为广大读者详细介绍了各类常见疾病发病情况，疾病的预防、治疗，生活中的饮食、调养，疾病之间的关系，治疗的误区，患者的日常注意事项等。其内容新颖、系统、实用，适合患者、患者家属及广大群众阅读，对医生临床实践也具有一定的参考价值。本丛书版式活泼大气、文字舒展，采用一问一答的形式，逻辑严密、条理清晰、方便阅读，便于读者理解；行文深入浅出，对晦涩难懂的术语采用通俗表达，降低阅读门槛，方便读者获取有效信息，是可以反复阅读、随时查询的家庭读物，宛若一位指掌可取的"家庭医生"。

本丛书诚邀上海各三甲医院专科医生担任主编撰稿，每册书十万余字，一病一书，精选最为常见和患者最为关心的内容，删繁就简，避免连篇累牍又突出重点。本套"健康中国·家有名医"丛书在2020年出版了第一辑21册，现在第二辑27册也顺利与广大读者见面了。

这是一份送给社会和大众的健康礼物，看到丛书出版，我甚是欣慰。衷心盼望丛书可以让大众更了解疾病、更重视健康、更懂得未病先防，为健康中国事业添砖加瓦。

2022 年 10 月

目　录

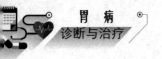

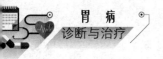

胃食管反流病的基础知识

胃食管反流病(gastro-esophageal reflux disease, GERD)是一种由胃十二指肠内容物反流入食管引起不适症状和(或)并发症的疾病。最常见的症状是反流和烧心(胃灼热)。GERD是临床常见病,年龄越大发病风险越大。欧美国家的患病率为10%～20%,亚太地区约5%。最新的流行病学调查显示我国的患病率为1.9%～7.0%。日常生活中吸烟、肥胖、年龄、饮酒、非甾体药物应用是GERD常见的危险因素,社会因素、心身疾病和遗传因素等也参与该病的发生及进展。

根据是否导致食管黏膜糜烂、溃疡,将GERD分为反流性食管炎(reflux esopHagitis, RE)和非糜烂性反流病(non-erosive reflux disease, NERD)。GERD不只引起消化道症状,也可引起食管邻近组织如咽喉、气道等的损害,出现食管外症状。

胃食管反流病中反流的是什么

胃内容物反流为酸反流,主要有胃酸和胃蛋白酶,胃酸可改变食管表面的pH,中和黏膜表层黏液中的碳酸氢盐;胃蛋白酶可破坏黏膜细胞膜及连接结构,协同破坏食管黏膜的防护功能。十二指肠内容物反流为碱反流,其中主要成分为胆盐和胰酶,在

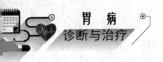

碱性环境中胆盐和胰酶可以损伤食管黏膜。当胃与十二指肠内容物同时反流时,胃酸能加强胆盐的损害作用。

为什么胃十二指肠内容物可以反流入食管

人的消化系统如同工厂中的一条单向流水线。食物通过口腔进入食管,经过贲门进入胃,再经过幽门进入十二指肠,然后经小肠进入大肠,最后经肛门排出。正常情况下,人体有一抗反流屏障结构,犹如食管的"门神",当食管里来了食物,打开门让食物进入胃,然后紧闭门洞;如果胃十二指肠内容物想进入食管,"门神"是不允许的。当"门神"出现问题,胃十二指肠内容物就可实现反流,长驱直入食管。

什么是抗反流屏障

抗反流屏障主要结构为食管下括约肌(low esophageal sphincter, LES),辅助有食管裂孔处膈肌和胃底的 His 角。LES 位于食管下端和胃连接处,形成宽 1～3 cm 的高压区,正常人静息时 LES 压力一般达到 10～30 mmHg,比胃内压高 5～10 mmHg,有效阻止胃内容物反流进入食管。当 LES 压＜6 mmHg,易导致反流。当 LES 结构受损或此处压力平衡被破坏,比如贲门失迟缓症手术后、食管裂孔疝、腹内压力增高(妊娠、肥胖、腹腔积液、便秘、呕吐、重体力劳动),以及长期胃内压力增高(如胃潴留、胃扩张)等,或者存在引起 LES 功能障碍的因素(如高脂肪食物、巧克力、钙通道阻滞剂类药物)时,胃内容物可反流入食管。

反流物进入食管就一定会发病吗

正常情况下,食管具有自卫能力,称之为廓清能力,指的是依靠食管的推动性蠕动、唾液中和作用、食物的重力作用和食管黏膜分泌的黏液物质等多种因素来及时清除食管腔内物质,缩短有害物与食管黏膜的接触时间。当食管蠕动减弱、消失或出现异常蠕动时,食管清除腔内物质的能力下降,同时也延长了反流的有害物质在食管内停留的时间,导致黏膜损伤。

食管黏膜还存在屏障功能,阻止有害物质损伤黏膜。食管的屏障由黏液层、细胞间连接、细胞内缓冲液、细胞代谢及黏膜下层血液供应等组成。胃内容物中的胃酸和胃蛋白酶,十二指肠内容物中的胆盐和胰酶,都可损伤食管黏膜致其屏障抵抗力减弱,引起食管黏膜表面或深层的病变。

哪些人易患胃食管反流病

妊娠、肥胖、大量腹水、慢性便秘、频繁呕吐、重体力劳动等

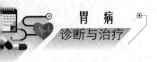

人群因为存在腹压增高,容易出现胃食管反流;贲门手术或食管裂孔疝患者因为贲门部位结构异常改变,导致抗反流屏障受损,易出现胃食管反流病。高脂肪食物、巧克力、浓茶,或者某些药物(钙离子阻滞剂,即高血压药中的地平类)可导致食管下括约肌功能一过性障碍,导致反流出现,长期喜爱进食这类食物的人群也是高危人群。长期饮酒、吸烟、刺激性食物或口服药物(酸碱药物、部分骨质疏松药物)可直接降低食管黏膜的屏障功能,这类人群也是胃食管反流病的高危人群。胃食管反流病的发病随年龄的增长而增加,在 60～70 岁达到高峰。精神紧张容易诱发胃食管反流症状,故而焦虑人群也是高危人群。

出现什么症状时要怀疑患了胃食管反流病

烧心和反流是胃食管反流病最常见和最典型的症状。烧心指胸骨后或剑突下烧灼感,常常由胸骨下段向上延伸。反流定义为胃十二指肠内容物在无恶心和不用力的情况下涌入咽部或口腔的感觉,含酸味时称为反酸。烧心和反流常常发生于餐后 1 小时,卧位、弯腰、咳嗽或用力等致使腹腔内压增高动作时可加重,部分患者夜间平卧睡眠时出现。

当出现了典型烧心和(或)反流症状时要高度怀疑是否存在胃食管反流病。

胃食管反流病患者还会出现什么症状

除烧心和反流这两种典型症状,胃食管反流病患者也可能出现一些非典型症状,如胸痛、嗳气、吞咽困难,咽部异物感、上腹部烧灼感、上腹痛、上腹部胀等。一般认为胸痛是反流物刺激食管痉挛所致,发生在胸骨后或剑突下,严重时剧烈刺痛可放射至后背、颈部及耳后。吞咽困难也是常见的症状,反复的黏膜损伤可导致食管溃疡,甚至瘢痕狭窄,进食固体食物时吞咽困难尤其明显,少数人群还可伴有吞咽疼痛。还有些患者仅仅表现为咽部不适,异物感或堵塞感,但无吞咽困难,即以往所说的癔球症。

胃食管反流病会诱发哮喘吗

部分哮喘患者确实是由于胃食管反流造成的。反流物刺激或损伤食管外的组织或器官(咽喉、口腔、肺等)后可引起食管外症状,比如咽喉炎、慢性咳嗽或哮喘和牙蚀症等,其中哮喘较为常见而又易于误诊。胃食管反流所致的哮喘常发生于体型肥胖者,这类人群常见夜间反流,因此哮喘夜间发作频繁,发作时与普通哮喘发作症状相似,但常没有哮喘家族史、明确的致敏诱因,通过抗反流治疗可以减少哮喘发作频次。需要警惕的是,部

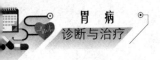

分严重的患者可出现反流物吸入性肺炎,甚至出现肺间质纤维化。

胸痛发作时如何区分是胃食管反流还是心脏病发作

胸痛分为心源性胸痛和非心源性胸痛。心源性胸痛约占50%,另外50%的非心源性胸痛患者中有一半存在胃食管反流。胸痛是一个比较笼统的症状,胃食管反流也可单纯引起类似缺血性胸痛的表现而不伴典型烧心和反流症状。所以单纯从症状上无法确切区分胸痛发作是胃食管反流病还是心脏病发作。按照疾病的严重程度来区分诊治,胸痛患者在进行胃食管反流的诊治前必须先完善心电图、心肌酶等检查,排除心脏疾病。

胃食管反流病会引起致命的大出血吗

一般不会。胃食管反流病引起消化道出血的发生率是很低的。出血的原因是食管黏膜糜烂,重度食管炎并发的溃疡,并发出血时出血量较少。只有极少患者会出现出血量相对大的情况,对于这些患者,可进行内镜下诊断及治疗。

胃食管反流病会引起进食困难吗

可能会。早期是由于反流性食管炎会引起的继发性食管痉挛,从而出现间歇性咽下食物困难感,同时可伴有吞咽胸骨后疼痛感;后期是由于反复食管炎症,溃疡病变继发食管瘢痕,从而形成食管管腔的狭窄,出现持续性吞咽困难。尤其是进食固体或较粗糙的食物时可在剑突处,也就是心窝处出现梗阻感。不过,并非所有胃食管反流患者会出现进食困难,而进食困难并非胃食管反流病特有症状,还有很多其他疾病,比如食管癌、贲门失弛缓症等都会引起进食困难症状。

胃食管反流病诊断与治疗

⊂ 怎么诊断胃食管反流病

胃食管反流病的诊断属于综合性诊断。根据典型的烧心和反流症状可拟诊胃食管反流病,用质子泵抑制剂(PPI,如奥美拉唑等)试验性治疗1~2周后症状明显缓解,初步诊断胃食管反流病。鉴于我国是上消化道肿瘤高发国家,我国的专家共识建议初步诊断后需要进一步完善胃镜检查。胃镜检查还有助于评估食管炎严重程度,内镜下的黏膜愈合也是反流性食管炎的治疗目标。因此胃镜是诊断胃食管反流病必要的措施之一。

⊂ 做个胃镜检查就能诊断胃食管反流病吗

根据是否导致食管黏膜糜烂、溃疡,胃食管反流病分为反流性食管炎(reflux esophagitis, RE)和非糜烂性反流病(non-erosive reflux disease, NERD)。对于反流性食管炎这一类患者,胃镜可以直观看见食管黏膜充血、水肿、糜烂、溃疡、瘢痕、狭窄等,病变主要位于食管下段,部分患者可累及食管中段。根据胃镜下食管黏膜破损程度,反流性食管炎洛杉矶分级(LA)分为

4级。A级:一个或一个以上食管黏膜破损,长度<5 mm;B级:一个或一个以上食管黏膜破损,长度>5 mm,但没有融合性病变;C级:黏膜破损融合,但小于75%食管周径;D级:黏膜破损融合,大于75%食管周径。

如果患者有反流和(或)烧心症状,胃镜下发现反流性食管炎表现,就可以诊断反流性食管炎,即可以诊断胃食管反流病。

胃镜检查正常就一定不是胃食管反流病吗

不一定。胃食管反流的诊断依据中症状是最主要的部分,内镜的检查可以帮助区分疾病类型,根据内镜下是否存在食管破损,胃食管反流分为反流性食管炎和非糜烂性反流病两种类型。因此,对有典型反流、烧心症状的患者,即使胃镜检查正常,仍然可以诊断为该病。不过,如果经过诊断性的PPI治疗,患者症状仍无缓解,则需进一步完善食管24小时pH监测等相关检查,甄别是否存在反流、反流的性质及反流的病因。

做完胃镜后还需做些什么检查吗

一般来说,如果胃镜下诊断反流性食管炎,用PPI治疗也有效果,这部分患者可不进一步检查。但如果胃镜检查阴性,对于有症状的患者,PPI治疗有效,24小时pH监测证实存在过度酸、

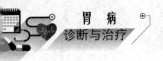
碱反流,则可诊断非糜烂性反流病,也就是胃食管反流病。

怀疑胃食管反流病,如果 PPI 等内科治疗效果差,则需进一步完善食管测压检查。LES 静息压为 10～30 mmHg,如果测压<6 mmHg 易导致反流。这项检查可以作为辅助诊断,也可作为术前评估手段。食管高分辨率测压可检测胃食管反流患者的食管动力状态,并作为抗反流内镜下治疗和外科手术的常规评估手段。

24 小时食管 pH 联合阻抗检测能同时监测食管内 pH 和阻抗(反流次数、反流高度、反流物清除时间),从而全面监测及精准判断各种类型反流,从而指导临床用药或术前评估。

无绳 pH 胶囊监测较传统的 pH 监测方法具有很大优势。首先体现在检查时不需要经鼻腔留置导管,不影响进食,显著减轻患者不适感;其次可连续 96 小时超长监测,更加全面监测;再者定位精确,不易移位,监测结果更加精确。

总之,除胃镜之外,还有一些检查用于更加精准地评估胃食管反流病,但这些检查措施往往在级别比较高的大型医疗机构开展,因此仅推荐部分症状严重、治疗效果不佳的患者选择。

食管钡剂造影检查可以替代胃镜检查吗

食管钡剂造影检查对诊断胃食管反流病的敏感性不高,不能替代胃镜检查。对于不愿意或不能耐受胃镜检查的患者,这项检查可以用来排除食管癌、贲门失弛缓等疾病。对拟进行抗反流手术的患者应用食管钡剂检查,可明确是否存在食管裂孔疝及其大小与位置。

反流性食管炎会变成食管癌吗

反流性食管炎如果不治疗干预,其食管的慢性炎症易成为食管癌的病变基础。临床研究发现,这个过程历时较长,一般慢性炎症到食管出现不典型增生甚至癌变,时间往往历经几年、十几年甚至数十年。

什么是 Barrett 食管

Barrett 食管是胃食管反流病的并发症之一,指食管与胃交界的齿状线 2 cm 以上出现柱状上皮替代鳞状上皮。胃镜下典型表现为齿状线上方食管黏膜区出现环形、舌形或岛状橘红色胃黏膜。亚太地区的患病率为 $0.06\% \sim 0.62\%$,有恶变为腺癌的倾向,被称为食管腺癌的癌前病变。

幽门螺杆菌感染和胃食管反流病有关吗

有一定关系,但不是因果关系。幽门螺杆菌会破坏胃黏膜

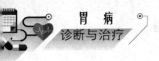
屏障,导致保护胃黏膜表面的碳酸氢盐遭到破坏,从而使胃酸分泌过多,而原本存在反流的患者出现胃酸反流,加重胃食管患者反流症状。但并不能说幽门螺杆菌导致胃食管反流病的发生。

胃食管反流病容易与哪些疾病相混淆

胃食管反流病需要与其他食管疾病鉴别,比如念珠菌性食管炎、药物性食管炎、贲门失迟缓症、食管癌等。一般来说,做胃镜及病理活检可以鉴别大部分食管病变,做食道钡剂检查可鉴别贲门失迟缓症。此外,胃食管反流病还应与功能性烧心、功能性消化不良等功能性疾病相鉴别。

什么是难治性胃食管反流病

难治性胃食管反流病以往是指采用标准剂量 PPI 治疗 8 周后,反流和(或)烧心症状无明显改善。但是 2020 年最新《胃食管反流病专家共识》修正为双倍剂量 PPI 治疗 8 周后,反流和(或)烧心症状无明显改善。原因可能为抑酸不足、存在弱碱或碱反流、食管高敏感性、肥胖和裂孔疝等,也有可能存在食管动力障碍(干燥综合征等)。

胃食管反流病如何治疗

调整生活方式是胃食管反流病的基础治疗手段,包括减肥、戒烟、抬高床头等。肥胖患者 BMI 下降超过 3.5 kg/m²,没有使用药物治疗或正在使用药物治疗的患者症状都能明显减少。戒烟能减少正常体重患者的反流症状。抬高床头可明显缩短食管暴露于反流物的时间,有效控制反流症状。

药物治疗首选 PPI,该类药物可抑制胃酸,升高胃内 pH,减少反流物中酸性物质的量,从而改善症状。PPI 单剂量治疗无效可改为双倍剂量,一种无效可尝试换另一种。PPI 双倍剂量可使胃内 pH>4 的时间持续 15.6~20.4 小时,可更有效地缓解反流症状和达到内镜下黏膜愈合。更高剂量 PPI 的效果与双倍剂量相似,故无特殊意义。PPI 疗程推荐 4~8 周,对于重度食管炎(LA-C 或 LA-D 级)及合并食管裂孔疝的胃食管反流病患者,可适当延长疗程。

伏诺拉生是一种全新的抑酸药物,属于钾离子竞争性酸阻滞剂(P-CAB),通过 K^+ 竞争性、可逆性的方式结合静息状态和激活状态的 H^+/K^+-ATP 酶中钾离子的活性,抑制胃酸分泌,从而展现出比 PPI 更强的抑酸能力。在改善反流症状和食管炎黏膜愈合方面不劣于 PPI,是一种新型的有效治疗胃食管反流病药物。

抗酸剂(氢氧化铝、铝碳酸镁、海藻酸盐等)可快速中和胃酸,快速缓解反流症状,一般用于对症治疗,不主张长期使用。

促胃肠动力药物[胃复安(甲氧氯普胺)、莫沙必利、吗丁啉(多潘立酮)等]联合抑酸药物对缓解胃食管反流症状有效。

用药能根治胃食管反流病吗

胃食管反流病病因多样,目前的治疗手段难以做到让患者的症状不再复发,也就是说不能根治。目前药物治疗的目的首先在于控制症状、治愈食管炎、减少复发和治疗并发症。

胃食管反流病怎么进行维持治疗

胃食管反流病的治疗分为按需治疗和长期治疗。需要综合疗效、安全性、成本、药物偏好和服药频率进行选择。从症状缓解和内镜下黏膜愈合率等方面考虑,PPI 或 P-CAB 是最经济、有效的治疗药物。NERD 和轻度食管炎常常通过按需治疗就能很好地控制症状。对于重度食管炎(LA-C 级或 LA-D 级)、停药后症状复发、Barrett 食管患者通常需要长期维持治疗。

长期抑酸治疗会不会有风险

长期应用 PPI 抑酸,胃内 pH 升高,可使杀菌作用减弱,导致消化道内细菌过度生长。还有一些研究提示长期使用 PPI 可能增加社区获得性肺炎、胃癌、慢性肾病、骨质疏松、营养吸收不良等,但这些研究目前仅限于观察性研究,无法确立因果关系,临床意义有限。

什么情况下胃食管反流病可进行手术治疗

难治性胃食管反流病患者,经检测后确实存在与症状相关的反流,可进行手术治疗。不愿长期使用 PPI 的患者,可以进行手术治疗。胃底折叠术是最好的抗反流手术,该手术安全性高、疗效好,术后 5～10 年的效果确切。磁环括约肌增强术通过腹腔镜将磁珠环置于胃食管交界处,增强抗反流屏障,目前的临床研究患者随访一年效果显著。

能不能在内镜下治疗胃食管反流病

可以。胃食管反流病的内镜下治疗方法有内镜下射频消融术、经口无切口胃底折叠术、抗反流黏膜切除术。射频治疗在短期内能改善患者烧心等症状。现有研究治疗后随访 8 年以上,有 41％～76.9％的患者可完全停用 PPI。经口无切口胃底折叠术后患者随访一年,65％患者可停用 PPI,25％患者 PPI 剂量可减半。

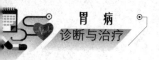
食管狭窄怎么治疗

　　食管狭窄是反流性食管炎的并发症之一。主要治疗方法为气囊或探条扩张术,术后为防止狭窄复发,应予 PPI 长期维持治疗。极少数严重瘢痕狭窄需行手术治疗。

反流性食管炎黏膜愈合的意义是什么

　　反流性食管炎的达标治疗,倡导追求症状缓解,黏膜愈合。黏膜愈合是关键治疗目标,如果黏膜愈合未达标,单纯症状达标就停用药物,随着糜烂病灶的病情反复、加重,可导致反流性食管炎进展为溃疡出血,食管狭窄、Barrett 食管等。全面持久的抑酸是实现黏膜愈合的重要策略。轻度食管炎(LA-A 级和 B 级)患者通常治疗 4 周即可黏膜愈合,而重度食管炎(LA-C 级或 LA-D 级)黏膜愈合通常需要 8 周甚至更长时间,且愈合率低。较传统抑酸药物,伏诺拉生能够更强效抑酸,有效促进反流性食管炎黏膜愈合,提高患者生活质量。

胃食管反流复发时该怎么办

　　跟以往发作时相比,如果症状较轻或相似,可先通过改变生活方式,比如抬高床头、禁食夜宵、不吃辛辣刺激食物等,如果改变后症状可有效缓解,则继续观察;如果改变后不能减轻症状,则需再次到医院正规诊治。

Barrett 食管怎样治疗

Barrett 食管有发展为食管腺癌的风险,随访有助于早期发现异型增生和食管癌,并根据病理结果及时调整治疗策略。如病理不伴有异型增生的患者,推荐使用 PPI 制剂维持治疗,3～5年复查胃镜;伴有低级别异型增生的患者,建议密切随访(半年到一年一次)或做内镜下射频消融或切除治疗;伴有高级别异型增生的患者或早期食管腺癌患者,可内镜下切除治疗,根据病情,必要时行外科手术治疗。

长期口服 PPI 会影响心脏病药物的疗效吗

既往研究认为 PPI 制剂奥美拉唑与阿司匹林存在药物代谢竞争性抑制作用,会降低阿司匹林的抗血小板聚集作用,但雷贝拉唑、泮托拉唑影响相对较小。目前的研究表明,PPI 与氯吡格雷联用,即常说的"双抗"并不会增加心血管事件的发生率。

胃食管反流病的日常保健与预防

◯━━◯ 如何调整饮食结构

　　胃食管反流病的患者,应当重视饮食结构调整。

　　(1) 酒及含酒精饮料:酒精本身会直接损伤食管黏膜;酒精会导致食管下括约肌松弛、功能障碍;醉酒后呕吐会使胃内容物反流。

　　(2) 咖啡、茶:咖啡因会使食管下括约肌松弛,引起反流;咖啡因会增加胃酸的分泌,增加胃内容物的酸度,增强反流物损伤能力;大量饮茶会增加胃内压力,诱发反流。

　　(3) 巧克力、可可:巧克力及代可可酯当中所含的甲基黄嘌呤成分会引起食管下括约肌的松弛,从而诱发反流。

　　(4) 柑橘类水果及西红柿等:柑橘类水果,如柚子、橘子、柠檬、橙子、西红柿等会加重胃食管反流,这可能与这类食物容易导致胃酸分泌增多相关。

　　(5) 其他食物:红薯等高淀粉食物容易引起腹胀及胃内压力增高,加重反流症状;可乐等碳酸饮料容易导致胃内压力升高、气体上逆;薄荷、辣椒、洋葱等调味品也应尽量避免。高脂食物能明显刺激胆囊收缩素的分泌,引起食管下括约肌张力降低,导致反流风险增加;高脂肪食物能延缓胃的排空,导致胃内容物较长时间停留,增加胃内压力,诱发反流。胃食管反流病的患者建议每日脂肪摄入<45 g。烹饪方式尽量以煮、炖等为主,尽量不要油煎、炸、炒。一定避免油条、全脂牛奶、爆米花、油炸薯条、冰激凌、比萨等高油脂食物。此外,甜食会明显促进胃酸的分泌。

适当多食以下食物可减轻胃食管反流:增加蛋白质的摄入,蛋白质可刺激胃泌素分泌,后者可增强食管下括约肌的张力,抑制食管反流。多食含有膳食纤维的蔬菜,膳食纤维可以帮助减少消化道系统疾病,包括胃食管反流。

如何调整生活方式

(1) 改变进食习惯:少食多餐,七八分饱即可。不宜一次大量喝汤、喝水及饮料,这样可以减少胃内压力,减少反流。

(2) 改变餐后活动习惯:餐后半小时内建议进行散步等活动,避免弯腰及体力活动,否认会导致胃内容物反流。

(3) 戒除夜宵习惯:胃排空需要2~3小时,所以睡前3小时内尽量不进食、不饮水。夜宵会导致睡眠中胃酸仍处于高分泌状态,夜宵后睡眠中无重力作用,胃酸在食管内停留时间更长,导致反流症状加重。

(4) 改变睡眠习惯:左侧卧位睡眠姿势,可缓解睡眠中胃食管反流。抬高床头的床脚,使床板床头处高、床脚处低,呈15°倾斜。

(5) 改变穿衣习惯:穿着宽松,不穿紧身裤,忌穿塑身衣物,

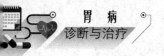

以防挤压腹腔,进而导致胃部受压,胃内压力升高而出现反流。

如何调整心情

精神压力和胃食管反流病有一定关系。长期处于精神高度紧张、焦虑、抑郁状态,易得胃食管反流病。患胃食管反流病后症状容易复发,进一步导致情绪焦虑等症状。因此,患者要学会调整心理平衡,避免压力过大,精神过于紧张,必要时可求助于专业心理医生。

如何选择合适的体育锻炼

运动锻炼对体质的增强有着极大的帮助,适当地进行运动锻炼不仅可以增强体质,还可以提高免疫力。胃食管反流患者不建议饭后剧烈运动,也不建议进行卷腹等会增加腹压的活动。推荐以下四项慢性运动。

(1)散步:散步是一项比较轻快的运动,通过散步能够促进胃肠道正常蠕动,非常适合胃食管反流的患者。

(2)慢跑:慢跑可以促进体内脂肪的消耗,促进代谢。但是胃食管反流病患者不建议饭后 2 小时内进行此项运动。

(3)瑜伽:做瑜伽活动可使患者身心得到放松,对身体恢复非常好。建议多做拉伸动作,避免用力弯腰卷腹等动作。

（4）游泳：游泳是一项非常好的运动。适当的游泳可促进身体健康，提高机体免疫力。

如何预防胃食管反流病复发

胃食管反流病容易复发，那么如何预防或减少复发次数？首先确诊后需要较长时间的药物治疗。前文提到轻度的反流性食管炎(LA-A 或 B 级)黏膜愈合至少需要 4 周，重度的反流性食管炎(LA-C 或 D 级)需要 8 周。胃食管反流病患者使用制酸剂后症状大部分可迅速缓解，如果症状缓解就停用药物，而此时患者的食管炎症尚未愈合，那么患者后期复发的概率会相当高。所以一般患者用药 8 周后要根据病情决定是否延长使用时间，或者根据综合评估是否需长期维持用药以减少复发；再次，积极寻找自身诱发因素，比如肥胖、吸烟、饮酒等，尽量剔除相关因素；避免食用可降低食管下括约肌的食物，比如高脂肪食物、咖啡、浓茶、巧克力；多吃谷类食物、富含膳食纤维食物，避免便秘及腹压增高，减少胃内亚硝酸盐和一氧化氮的形成，降低反流的形成。避免饮用碳酸饮料，可减少饮料中过多气体造成的嗳气和反流症状。

如何根据个体差异识别诱发因素

诊断胃食管反流，患者应该反思：为什么这个疾病会盯上

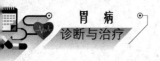

我？可以从以下几个方面进行排查。

（1）生活方式：作息不规律、暴饮暴食、夜宵习惯、衣物过紧。

（2）饮食习惯：嗜酒、吸烟、大鱼大肉、油炸食物、咖啡浓茶、巧克力甜食及碳酸饮料。

（3）体重：超重人群，尤其是向心性肥胖。

（4）药物：镇静麻醉药、多巴胺受体拮抗剂、抗胆碱能药物、钙通道阻滞剂。

（5）其他并发疾病：干燥综合征、便秘、帕金森病、糖尿病、贲门失迟缓术后、食管裂孔疝。

（6）精神心理因素：情绪焦虑、近期压力大、失眠。

（7）年龄：高龄，一般指＞60岁以上人群。

特殊患者有哪些注意事项

1. 胃切除术后患者

胃切除术后患者由于手术切除贲门，食管抗反流屏障消失，所以出现胃食管反流。这类患者建议避免进食高糖食物，避免辛辣刺激食物及酸性食物，少食多餐，进食后散步等促进食物排空，睡眠前不进食，这样可以有效缓解胃食管反流症状。如果症状严重的患者可口服胃黏膜保护剂、促动力等药物。

2. 脑卒中后遗症患者

脑卒中后遗症患者，尤其是偏瘫卧床患者，由于长期卧床，食物重力作用消失，日常活动消失，易并发便秘等，这些因素均容易导致胃食管反流。建议该类患者进食时尽可能抬高床头，进食后避免立即平卧。多进食膳食纤维含量高的食物，间歇多饮水，腹部按摩，必要时使用促进动力药物或导泻药物，以保排便通畅，避免腹压增大。夜间睡眠时可抬高床头15°，减轻睡眠中反流。

3. **帕金森病患者**

帕金森患者由于疾病相关，消化道肌群受影响，最终会影响食管蠕动廓清功能，再加上帕金森病患者后期卧床失能、便秘等因素会诱发胃食管反流。治疗帕金森病常见药物多巴胺受体激动剂(培高利特、罗匹尼洛等)会降低食管下括约肌张力，诱发胃食管反流。这类患者日常应注意自我管理，多进食膳食纤维含量高的食物，避免便秘等因素出现，适当使用促进食管蠕动药物以恢复食管廓清能力。长期使用多巴胺受体激动剂患者无法停用药物者应适当使用抑酸口服以控制症状。

4. **心血管病患者**

心血管病患者因为疾病需要长期用药，比如降压药、扩张冠状动脉血管药物等，而部分药物存在诱发胃食管反流风险。比如钙离子拮抗剂类降压药(氨氯地平等)会降低食管下括约肌，引起胃食管反流，这类患者如果反流症状难以控制，建议更换降压药物品种。PPI制剂奥美拉唑会降低阿司匹林的抗血小板聚集作用，因此长期使用阿司匹林的患者应选择雷贝拉唑或兰索拉唑等。

5. **妊娠患者**

刚怀孕的女性会因为妊娠反应出现胃食管反流，这是身体

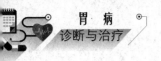

激素状态改变造成的。孕中后期胃食管反流多数由于腹压增高,压迫胃导致胃内压力增大。这类患者一般不需要特殊药物治疗,通过调整饮食及生活方式改变可适当缓解。如果症状严重可适当选用药物,但因考虑用药安全问题,原则与普通患者有所不同。

(1) 抗酸剂:抗酸药物可通过中和胃酸减少酸性胃内容物反流,口服后作用于局部,多数不被吸收,不会影响胎儿,故相较PPI类抑酸药来说安全性高,目前普遍认为抗酸剂应作为妊娠期胃食管反流的一线药物,使用时提倡按需使用。其中钙剂抗酸剂(比如碳酸钙)被认为是最安全的,同时还可以预防高血压。铝碳酸镁制剂(达喜)等口服后会有部分铝、镁被吸收,铝剂会存在诱发便秘和胎儿神经毒性风险;而镁可能导致分娩异常、诱发癫痫等。而普通碳酸氢钠可改变身体内环境的酸碱度,所以不推荐使用。

(2) 黏膜保护剂:主要作用是局部黏膜保护作用。有些可吸收的黏膜保护剂,比如瑞巴派特、前列腺素制剂等,安全性欠佳;硫糖铝在胃肠道几乎不吸收,可用来改善烧心(胃灼热)症状。

6. 婴幼儿患者

在婴幼儿期,胃食管反流是一种常见而且正常的现象,约40%的婴幼儿会出现反流。随着年龄增长,90%会在1岁前缓解,通常不需要做任何检查或治疗,但是如果出现呕吐物含有绿色胆汁或者呕血,或者出现喂养困难、生长发育迟缓、慢性咳嗽、反复肺炎发作,则需要进一步检查及临床干预。

儿童胃食管反流病患者多表现为烧心、胸骨后疼痛、上腹部疼痛。症状在哮喘、肥胖儿童中更常见。

　　当婴幼儿和儿童只存在孤立胃食管反流时，不推荐使用抑酸剂，如 PPI 类或 H2 受体拮抗剂。当患儿出现无法解释的喂养困难（拒食、恶心、窒息）、易激惹、生长发育迟缓等，可考虑给予抑酸药物。儿童出现持续烧心、胸骨后痛或上腹痛时，可考虑使用 4 周 PPI 治疗。对于肥胖且伴有烧心症状的儿童，首先建议他们减肥，这是最安全有效的方法。

（赖华梅）

幽门螺杆菌的基础知识

幽门螺杆菌(helicobacter pylori, HP)相信大家一定听说过,其是全球范围内高感染率的慢性感染性致病菌,定植在50%以上人类的胃黏膜。经过多年的研究,目前已经明确证实幽门螺杆菌感染与慢性活动性胃炎、消化性溃疡、胃癌、胃淋巴瘤等疾病有着密切的关系。

幽门螺杆菌是如何发现的

人类胃液是强酸性的,很早的时候人们认为没有细菌能在极酸的胃液中生存,并且认为胃部疾病是因为压力和辛辣饮食导致的。1875年,德国的解剖学家发现胃黏膜有螺旋形细菌的存在,但是他们一直没能成功分离培养这种细菌,随后慢慢被人遗忘。随后断断续续有科学家发现、提出这种细菌的存在,但都没有引起人们的重视。到了1979年,澳大利亚病理学家罗宾·沃伦(Robin Warren)在慢性胃炎和消化性溃疡患者的病理标本中看到了这个细菌,并对它产生了浓厚的兴趣,然后他和澳大利亚内科医生马歇尔(Marshall)合作,通过他们不懈的努力到1982年终于首次从慢性活动性胃炎的胃黏膜活检组织中分离出幽门螺杆菌,并试图告诉医学界胃溃疡、胃癌可能是这种细菌引起的,根除这种细菌是治疗胃溃疡的有效办法,但大部分医生都不相信这个说法,甚至受到了很多嘲讽。为了让大家相信这一理论,马歇尔(Marshall)医生用自己做实验,吞服了这种细菌,引发胃病,再通过杀菌治疗来证明这种细菌确实和胃病的发生有密切联系。随后经过科学家们的不懈努力,人们慢慢开始对幽门螺杆菌有了认识和了解,并认为幽门螺杆菌与胃部疾病的发生有着密切的关系。

人是怎么感染幽门螺杆菌的

幽门螺杆菌具有很强的传染性,其主要传播途径如下。

(1) 口-口途径传播:幽门螺杆菌可以隐藏在我们的唾液中,如果身边的家人朋友感染了幽门螺杆菌,那么大家在平时共同进餐的过程中如果没有使用公筷,或者共用日常生活用品,比如牙刷、水杯,那么就很有可能被传染。有些老人在喂养小孩的时候,一些不良的喂养习惯也很容易造成幽门螺杆菌的传播,比如口对口喂食、跟孩子共用碗筷等。还有就是爱人间的接吻。

(2) 粪-口途径传播:幽门螺杆菌定居在胃黏膜内,当胃黏膜更新脱落时,幽门螺杆菌也随之脱落,可以通过粪便排出,污染水源、食物,造成传播。

(3) 胃-口途径传播:幽门螺杆菌存在于胃液中,当幽门螺杆菌感染者发生呕吐时,呕吐物污染水源、食物,会造成传播。

(4) 医源性传播:这种情况很少发生,通常是由于仪器没有

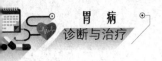

清洗干净引起的。胃镜检查是引起幽门螺杆菌感染的重要途径,当患者进行胃镜检查的时候,幽门螺杆菌可能会寄附在胃镜上,倘若胃镜清洗不彻底,那么很有可能造成细菌的传播。但是大家也不必担心,更不必因为这个顾虑而放弃胃镜检查,因为我们国内有权威的专家定制共识意见来指导内镜消毒。

(5) 动物源性传播:因为幽门螺杆菌也存在于某些动物体内,人可能通过与动物的接触而受到传染。

(6) 水源性传播:最新研究表明,幽门螺杆菌可能存在水源传播。

(7) 病从口入:大部分的病菌通过我们进食的食物、餐具传染至我们的身体中的。不卫生的饮食习惯是主要的传染方式。

幽门螺杆菌感染有哪些危害

我国《第五次全国幽门螺杆菌感染处理共识》提出,幽门螺杆菌感染是一种感染性疾病,几乎所有的感染者均有慢性活动性胃炎。

人感染幽门螺杆菌后,其毒力因子、细胞因子、自由基毒力基因等多种致病因子参与胃黏膜损伤,包括细菌的定植、损害胃黏膜屏障、炎症与免疫反应、毒力基因造成的损害、感染后胃泌素和生长抑素调节失衡所致的胃酸分泌异常等,涉及炎症、免疫、泌酸、氧化等多方面。在幽门螺杆菌感染者中,15%~20%发生消化性溃疡,5%~10%发生幽门螺杆菌相关消化不良,约

1%发生胃癌和胃黏膜相关淋巴组织(mucosa associated lymphoid tissue，MALT)淋巴瘤，以及急性胃炎、胃息肉等疾病。

急慢性的胃炎可以引起患者腹痛、腹胀、反酸、嗳气、恶心等不适。形成溃疡以后会发生节律性的腹痛。胃溃疡可表现为餐后中上腹痛，十二指肠球部溃疡可表现为空腹痛、夜间痛。溃疡严重的可发生出血，表现为大便发黑，严重的甚至可能发生呕血，如果溃疡病灶正好损伤了血管，出血量大的时候可以引起消化道大出血，甚至引起失血性休克、晕厥，严重时甚至会危及生命。

幽门螺杆菌感染最严重的后果就是导致胃癌的发生。世界卫生组织已经将幽门螺杆菌确定为胃癌的1级致癌因子。正常胃黏膜感染HP后慢慢发展成浅表性胃炎，进而发生腺体萎缩、肠上皮化生、上皮内瘤变，最终癌变。

尽管如此，HP感染致病多是一个慢性的过程，如果及时根除，可以帮助溃疡面修复，改善胃炎症状及促进组织学愈合，甚至部分逆转胃黏膜萎缩，对胃癌起到一级预防的作用。

幽门螺杆菌感染可以引起哪些疾病

幽门螺杆菌感染可以引起慢性胃炎、胃十二指肠溃疡、消化道出血、功能性消化不良、胃食管反流病、Barrett食管、胃黏膜相关淋巴组织(MALT)淋巴瘤、胃息肉、食管癌、胃癌等。

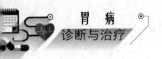

幽门螺杆菌感染的典型症状是什么

幽门螺杆菌感染的典型症状包括反酸、上腹部隐痛不适、胃部嘈杂感、腹胀、嗳气、恶心、胃口不佳、口臭等。幽门螺杆菌可引起胃酸分泌过多,发生反酸、烧心、中上腹嘈杂感等不适。还会引起胃、十二指肠黏膜受损,使胃、十二指肠功能的减退,导致腹胀、腹痛的发生,严重时会引起胃、十二指肠溃疡发生,甚至可能引起消化道的出血,可表现为大便发黑,甚至呕血。还有些人可表现为口臭,给自己的生活、社交带来很大困扰。如果口腔卫生做得很好,但仍有口臭,那么有可能是因为感染了幽门螺杆菌。幽门螺杆菌可以在牙菌斑中寄生,导致口腔内感染发作,引起口臭,一般难以去除。

幽门螺杆菌感染的不典型症状是什么

幽门螺杆菌感染的不典型症状与其导致的疾病有关,不具备诊断意义,常见的有乏力、贫血、体重减轻等。这是因为幽门螺杆菌感染可能引起溃疡,溃疡可引起消化道出血,出血不严重的往往不足以引起患者的重视,长期、少量的出血最终会导致贫血的发生。另外幽门螺杆菌还与不明原因的缺铁性贫血有关。

幽门螺杆菌感染的诊断与治疗

幽门螺杆菌感染的诊断依据是什么 ⊃

幽门螺杆菌是一种微生物,定植于人体后与之相互博弈,只有当它战胜了人体自身免疫清除系统,在胃黏膜繁殖生长才能称为感染,才具有致病能力,我们又称其为现症感染。检查HP的措施很多,符合以下三项之一的,被认为是现症感染:①胃组织快速尿素酶试验、组织切片染色或细菌培养三项中一项阳性;②^{13}C 或 ^{14}C 尿素呼气试验阳性;③粪便 HP 抗原检测阳性。

做胃镜能诊断幽门螺杆菌感染吗 ⊃

通过胃镜取得活检标本后再对标本进行检测,如前所述,胃组织快速尿素酶试验、组织切片染色或细菌培养三项中一项阳性可以认为 HP 现症感染。尽管胃镜有一定的创伤性,检查结果还会受到活检部位的影响,但其可以明确有无其他疾病,比如胃癌、消化性溃疡、淋巴瘤等,对鉴别诊断有重要意义。

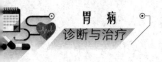
什么是快速尿素酶试验

快速尿素酶试验(rapid urease test，RUT)是通过胃镜时取出的胃活组织标本快速检测有无 HP 感染的方法。该方法基于 HP 脲酶活性,如果取出的胃活组织存在 HP,它可将测试纸中的尿素转化为氨,使得 pH 检测仪中的 pH 升高并出现颜色变化,从而判断有无 HP 的感染。RUT 可以获得很快、较好的诊断效果。一般几分钟就能知道结果,诊断的灵敏度为 85%～100%,特异度接近 100%。但是同样如果活检部位不存在 HP,或者活检部位 HP 数量很少,则会出现假阴性的结果。同时也受药物的影响,比如质子泵抑制剂(奥美拉唑、雷贝拉唑、兰索拉唑、泮托拉唑等)、H2 受体拮抗剂(雷尼替丁等)、铋剂(枸橼酸铋钾)、抗生素等,这些药物都能增加假阴性结果的可能。

活检结果 HP 阴性可靠吗

组织学检查就是取一小块胃的组织进行病理学的检查。可以有助于深入了解胃黏膜的情况,除了能了解有没有存在 HP 的感染,还能了解患者胃炎的类型、是否存在胃黏膜的萎缩、肠化生、胃癌等情况。但此方法结果等待时间较长,一般要 5～7 天,而且检查结果有赖于胃镜医生及病理科医生的技术水平和经验。因为 HP 在人体胃内不是均匀分布的,而是灶状分布的,如果取活检的时候取到了没有 HP 的黏膜,那么会造成假阴性的结果。也就是说明明有幽门螺杆菌感染,但检测结果提示是没有感染。

什么是胃黏膜细菌培养

幽门螺杆菌是通过胃黏膜细菌培养而被发现的,细菌培养被视为最具有科学性的、诊断 HP 的金标准,但该检测方法耗时、昂贵、复杂,受影响因素较多,不是 HP 检测的常规方法,更多地用于科学研究。但是由于抗生素的滥用,很多 HP 感染的患者存在耐药情况,那么这时候进行细菌培养可提供 HP 对抗生素的敏感性结果,通过分子生物学检测可以分离出 HP,进一步分析表型和基因型特征,为去除 HP 的精准治疗提供信息。

除了胃镜还有哪些方法可以诊断幽门螺杆菌感染

通过胃镜诊断 HP 感染属于侵入性检查。实际应用中,我们更多采用非侵入性的方法,如尿素呼气试验(urea breath test, UBT)、粪便 HP 抗原检测(stool antigen test, SAT)、血清学检测及聚合酶链式反应(polymerase chain reaction, PCR)。

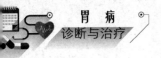

呼气试验是什么

尿素呼气试验(UBT)已经在临床上使用了近 30 年,被认为是非侵入性方法中 HP 诊断的金标准,也可以用于流行病学的研究及根除治疗后有没有效果的评估。其优势为非侵入性、无痛苦、高准确率。但必须要注意的是,在进行尿素呼气试验之前至少一个月内不能服用抗生素、质子泵抑制剂、H2 受体拮抗剂、铋剂等药物。因为如果在检查前一个月内服用过这些药物,那么可能会出现假阴性的结果。

呼气试验是怎么做的

目前 UBT 主要有两种方法:^{13}C 尿素呼气试验(^{13}C-UBT)和 ^{14}C 尿素呼气试验(^{14}C-UBT)。^{14}C-UBT 的检测方法是受试者在早晨空腹时服用一粒 ^{14}C 标记的尿素胶囊,静坐 15 分钟后向专用的呼气卡或集气袋中吹气,再将呼气卡插入专用的检测仪内,5 分钟就会得出准确的诊断结果。^{13}C-UBT 的检测方法是受试者在早晨空腹的时候服用 1 粒 ^{13}C 标记的尿素胶囊,静坐半小时后在集气卡上吹气 1 分钟,最后将集气卡放在仪器中自动检测,读取数值判断幽门螺杆菌的阴性或阳性。

^{14}C 呼气试验比 ^{13}C 辐射大？对人体有害吗 ⊃

很多人对 ^{14}C 尿素呼气试验的安全性有质疑,认为存在辐射。其实大家完全不用担心。^{14}C 在自然界广泛存在,空气、土壤、水、动植物,包括我们人类身体中都含有天然的 ^{14}C。^{14}C-UBT 使用的 ^{14}C 物理剂量几乎可以不计,放射性剂量相当于 1/7 次胸透的剂量,或者 1/500 次钡餐,或者坐 1 小时飞机受到的辐射,或者暴露于自然环境中 24 小时。虽然 ^{14}C 的物理半衰期长达 5 730 年,但是尿素 ^{14}C 的生物半衰期很短,检查摄入的 ^{14}C 不会转化为人类机体的一部分,48 小时就可基本排出体外,所以不会对人造成长期影响。

国家食品药品管理局和国家环保总局均有文件予以确认:含有 0.75 微居里的尿素 ^{14}C 胶囊用于幽门螺杆菌感染体内诊断,对环境、患者和医生影响都是非常小的,从辐射防护角度判断是安全的,在诊断过程中产生的废物可作为普通废物处理,不用采取任何辐射防护措施。但是对于 12 岁以下的儿童、孕妇、哺乳期妇女及年老体弱者来说,最好还是选择 ^{13}C-UBT。

体检报告中的 HP 抗体阳性有什么意义 ⊃

该检测方法是通过酶联免疫吸附测定、酶免疫测定法或免

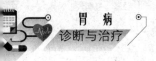
疫印迹法测 HP 抗体的方法,同样具有低价、快速、易被接受的特点,常常被用于体检及流行病学的调查。该检测方法有上述检测方法所没有的优点,其诊断准确性不受药物的影响,不会导致假阴性结果的产生。缺点是可能会存在假阳性,因为在根除 HP 后抗体效价能维持很长时间,所以无法区分是以前感染过 HP 还是现在正在感染着 HP,不能用于根除疗效的评估。通常需要进一步行 ^{13}C 或 ^{14}C 尿素呼气试验检查,明确是否存在现症感染。

粪便 HP 抗原检测是什么

粪便 HP 抗原检测(SAT)是通过化验大便来判断有没有 HP 感染。该方法的原理是定植于胃黏膜上皮细胞表面的幽门螺杆菌代谢产物和死亡菌体崩解产物随上皮细胞更新脱落,这些抗原成分可抵御消化酶的降解出现在粪便中,抗原与检测试剂中的抗体形成抗原抗体复合物,使底物变色,从而判断是否感染。SAT 是一种无创、方便、低价、容易被患者接受的检测方法,可以用作 HP 根除治疗的疗效评估和流行病学研究及临床筛查,因为检测的是抗原,故可以准确反应 HP 的现症感染情况。它的准确性同样受到质子泵抑制剂、抗生素及一些抑菌药物的影响,而且粪便的储存和运输也会对检测结果的准确性造成影响。需要注意的是,腹泻的粪便不可用于检测。

PCR 方法检测更准确吗

聚合酶链式反应(PCR)是一种准确性很高的检测方法,检测样本可以是胃组织、胃分泌物,也可以是粪便。与其他检测方法相比,PCR拥有超过95%的特异性和敏感性。其优点是样本中所需要的原始菌量少、检测快速、并不需要特殊处理或者转运流程,能够帮助临床医生在诊疗时做出更快速、更加准确的判断。PCR还能对耐药基因的突变进行检测,对根除HP失败的患者可以做HP耐药的分析,利于临床精准治疗。但由于成本和设备的关系,不能广泛用于临床。

HP 感染后必须治疗吗

如果确定感染了幽门螺杆菌,那么是否所有的HP感染者都需要治疗?

过去的观念认为如果没有消化性溃疡、没有胃癌及胃癌家族史,没有淋巴瘤,没有因HP感染引起症状,则不主张进行根除HP的治疗。但是现在的研究证实,幽门螺杆菌感染是胃癌的1级致癌因子,因此,现在如果感染了幽门螺杆菌,只要没有禁忌证,就算没有胃癌家族史、没有消化性溃疡的发生、没有任何症状,我们依然建议进行幽门螺杆菌的根除治疗,这样可以降低胃

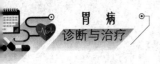

癌发生的风险，做到胃癌的一级预防。有数据显示，根除 HP，胃癌的发病风险可降低 34%。在日本，随着 HP 感染率的下降，1970—2010 年，40 岁以下人群胃癌死亡人数减少了 1/6。显而易见，抗幽门螺杆菌治疗利大于弊。

哪些情况下即使感染了 HP 也不需要治疗

感染了 HP，能够没有顾虑地选择抗 HP 治疗当然是最好的。但却经常遇到各种情况，会犹豫吃这一大把药会不会有什么不良反应。最常见的就是患者已经患有慢性疾病，需要长期服用药物，往往担心吃这些药会影响原来的药物疗效。那么，哪些情况下，可以选择不治疗呢？我们的建议是，只有对部分高龄患者，这里指年龄大于 80 岁的老年人，或者患严重疾病，比如器官功能衰竭、垂危的患者，以及需要限制饮食的患者，估计抗 HP 感染并不能使患者获益，可暂时不予治疗。也可以根据情况，待基础疾病好转，再次评估利弊后选择是否抗 HP 治疗。关于药物的相互作用，一般主要考虑药物之间是否存在竞争关系或是拮抗作用，建议详细了解药品说明书后，经专业医生的指导再做选择。

感染 HP 的老人和儿童也必须根除 HP 吗

人们了解到 HP 具有传染性，经常出现"一人阳性，全家检测"的情况。一旦发现家里老人或是未成年人感染 HP,是否需要对 HP 赶尽杀绝呢? 老人往往患有基础疾病,情况复杂,儿童则因肝肾功能尚未发育完善等因素,需要更多考虑用药的安全性及治疗带来的获益。针对这些特殊人群,我国 HP 感染治疗相关共识指南的建议是:14 岁以下儿童,如果没有相关疾病和症状,不推荐治疗;75 岁以上老人需评估病情、治疗风险再决定是否治疗。儿童如何判断 HP 相关疾病和症状? 老人又如何评估并及时治疗风险呢? 这些专业性很强的问题,建议至消化专科门诊就诊,医生会根据患者的具体情况拟定个体化的治疗方案。但需要明确的是,老人和儿童属于特殊人群,他们感染了 HP,一定不要急于吃药。

家里的儿童感染了 HP 不治疗会不会成为传染源

这是有可能的。研究发现儿童感染 HP 的概率并不低,但出于用药安全性等因素考虑,目前对儿童感染 HP 主张消极处理,也就是只要没有合并消化性溃疡、HP 相关的胃病,一般不予治疗。没有经过治疗的 HP 携带者,是可以通过口-口传播,口-粪传播等途径传染给他人的。因此,如果家中儿童感染了 HP,又暂时不需要治疗,建议大家做好分餐进食、餐具消毒等预防措施。

抗幽门螺杆菌的药物治疗方案是什么

针对 HP 感染,我们的目标是根除性治疗,也就是不光要抑制其毒性,还要彻底消灭它。HP 可以在胃内强酸环境下寄生,本身具有强大的自我保护能力,人们为了根除它,经过了多年的基础研究和临床研究,最后确定下来目前世界范围内通用的,以质子泵抑制剂和铋剂为基础的三联或四联治疗方案。过去我们常常采用三联疗法,一个质子泵抑制剂联合两种抗生素口服,疗程通常需要 7～14 天。常用的抗生素有阿莫西林、克拉霉素、甲硝唑、左氧氟沙星、四环素等。但近年来随着抗生素的滥用,幽门螺杆菌的耐药性持续增加,导致根除 HP 越来越困难,常规的三联疗法根除率明显下降。目前临床越来越多使用含铋剂的四联疗法,已经成为一线治疗方案。具体的用药方案还需要有经验的医生,参考当地人群普遍耐药情况、患者基础疾病、需共服的药物等多种因素,制定个性化方案。

根除 HP 为什么需要联合用药

我们都知道普通的细菌感染需要使用抗生素,那么为何根除 HP 需要使用两种抗生素?为何需要使用质子泵抑制剂?

临床实践中发现，HP的感染十分不易根除。胃内是酸性环境，大部分口服的抗生素在胃内低 pH 环境中活性会降低，杀菌的效果会大大降低。质子泵抑制剂可以抑制胃酸的分泌、降低胃内 pH，为抗生素的杀菌提供合适的环境。目前的研究表明，单一的抗生素很难有效地根除 HP，故需要联合用药。

医生给我定的药物剂量这么大
会不会产生不良反应

抗 HP 治疗药物方案包括临床比较常用的抗生素，比如阿莫西林、左氧氟沙星、甲硝唑等，患者基于自己既往服药习惯，会发现这次服药的剂量至少是平时的两倍。仔细一点的患者会反复研究药物说明书，尤其是其中的毒副作用部分，看完以后心里产生不少疑问：真的要吃这多多药吗？这个剂量对肝肾功能会不会有害处？

我们首先需要明确，抗 HP 治疗方案中药物的剂量是经过长时间的、大量的临床研究论证后制定的标准治疗方案，其药物用法用量均纳入医学教材内，具有普适性，而不是医生根据个人判断，因此可以放心服用。另外需要明确的是，药物不良反应与药物副作用是不同的概念。在药物安全剂量内，由于药物代谢途径、给药方式等因素产生的，不影响治疗效果的各种临床表现称为药物副作用，一般在药品上市前都已经十分明确，并列入药物说明书。而药物不良反应则往往与个体体质有关，常见的有过

敏、肝肾功能损害、心律失常等。在用药前,临床医生通过详细询问病史,了解患者的基础情况,可以很大程度上规避这种风险,但仍不能完全避免。如果对于这方面有疑问,不妨与消化科专科医生仔细沟通后再制定适合的抗 HP 治疗方案。

保健品、牙膏能预防和根除 HP 吗

市面上卖的很多保健品号称能彻底根除 HP,保证终身不复发,靠不靠谱? 治疗和预防幽门螺杆菌的牙膏管不管用? 这里可以斩钉截铁地告诉你,不靠谱! 不管用! 市面上所谓的能抗 HP 的牙膏里大多添加了一种乳铁蛋白,目前并没有明确的证据能证明其具有抗 HP 的作用。如果感染了幽门螺杆菌,请一定去正规医院治疗。

抗 HP 失败后可以试一试偏方吗

尽管抗 HP 的治疗方案已经很成熟,但是仍然有部分患者会出现治疗失败。这里治疗失败是指按医嘱足疗程足剂量服用药物后,停药至少 4 周复查,仍提示为 HP 感染,也就是没有达到根除幽门螺杆菌的治疗目标。这个令人沮丧的结果会使部分患者怀疑医院的治疗,丧失信任,转而去查询或是寻求其他帮助,这时,那些流行于民间的偏方、保健品等就会进入他的视野。

其实，幽门螺杆菌的治疗本来就存在一定的根除失败率，而且，即使第一次治疗成功，仍有可能复发或再次感染，这与细菌的耐药性、药物的相互作用及遗传易感性有关。针对这样的情况，临床科学家们已经摸索出一些解决的办法，比如更换药物搭配方式、增加制酸药物剂量或更换品种、序贯治疗等。如果确实出现难以根除的情况，还可以休息一段时间(一般至少3个月)，更换抗生素后再次进行除菌。多次治疗失败还可以去有条件的医疗检测机构进行 HP 的耐药检测、基因检测等，根据药敏结果、HP 基因检测结果，定制个性化精准诊疗方案。但请不要相信市面上流行的保健品、偏方，务必去正规医院进行正规治疗。

HP 耐药是什么意思

HP 耐药是指 HP 对针对它的抗生素产生了抗药性，无法被杀灭，也就意味着治疗失败。随着耐药问题越来越严重，越来越多的患者在接受首次治疗后不能得到有效根除。我国研究表明，近 2 年我国 HP 单种药物耐药已达到 33.5%，双重耐药达到了 28.3%，甚至出现了四重、五重、六重耐药的超级细菌，给根除 HP 带来了很大的困难。有些反复根除失败的患者，体内的幽门螺杆菌甚至出现了球形变，形状发生了改变后，更难根除。

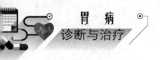

如何减少 HP 耐药

　　为了减少耐药的发生,我们在平时生活中就应该控制抗生素的滥用。很多人稍有不适,哪怕是轻微的感冒,就盲目地使用抗生素,在不确定是否是细菌感染的情况下滥用抗生素,盲目地相信静脉输液效果好,这些都会增加耐药的发生,导致超级细菌出现,最后无药可用。针对这种情况,我们国家从政策上规定,所有的抗生素均应在有处方权的医生指导下使用,一定程度上减少了民间群众随意购买使用抗生素的机会,但在一些地区,仍然存在滥买滥卖抗生素的情况。我们应该从自身出发,认识到滥用抗生素的危害,如出现感染的症状,及时至正规的医疗结构就诊,规范诊治。

治疗后如何判断有没有成功根除 HP

　　判断有没有成功地根除 HP,我们推荐用 ^{13}C 或 ^{14}C 呼气试验,这是目前公认的诊断金标准。用这个方法检测抗 HP 治疗效果、成本低、无痛苦、准确度高,但也需注意一些细节,避免出现检测误差。一是必须在停服所有药物的前提下,才能得到准确的检测结果。二是检测的时机,治疗结束后不能马上复查,通常需要停药满一个月复查呼气试验。如果没有停药满一个月,可能造成出现假阴性的结果。三是要注意饮食对检测结果的影响。检测的前一天避免饮酒、过饱,检测当天需空腹。只有在细节上做好,并且主动提供有可能影响检测结果的病史,才能协助医生做出正确的判断。

根除 HP 服药有哪些注意事项

(1) 遵医嘱,把握治疗指征,采用规范化的治疗方案。

(2) 严格按照治疗方案服药,不可根据症状擅自停药、延长或缩短治疗时间;不可擅自少服、漏服药。擅自中途更改治疗会导致杀菌失败,增加耐药风险。

(3) 如果服药期间出现不良反应,及时告知医生。

(4) 服药时建议用温开水送服,不可与饮料、酒类同服。

(5) 服用铋剂期间,大便可能呈黑色,这是服药的正常反应,无须紧张。

幽门螺杆菌感染的预防
与儿童幽门螺杆菌

日常怎样预防幽门螺杆菌的感染

HP感染危害大,而且有传染性,为了避免交叉感染,我们需要在日常生活中养成良好的饮食及卫生习惯。以下一些建议供大家参考。

(1)注意个人卫生,饭前便后洗手:洗手不是简单的搓两下就可以了。随着新冠疫情的爆发,相信大家对七步洗手法有了一定的了解,洗手一定要使用洗手液洗干净双手的每个部位,并且洗手时间30秒左右。

(2)食物需经过高温:HP有个弱点,即不耐热。因此水要烧开才能喝,食物要煮熟,这样可以有效杀灭HP。

(3)建议分餐:尽量使用公筷,尤其是家里有HP感染者,更应使用公筷、公勺,直至完全治愈。如果家中有人感染HP,建议全家检查。

(4)禁止口对口喂食:一定要避免给孩子口对口喂食。

(5)不摄入刺激性食物:少吃刺激性食物,少食多餐,不吸烟、不喝酒,均衡营养。

(6) 牙具定期更换:建议使用一段时间漱口水和抑菌牙膏缓解口腔炎症,牙刷一般三个月更换,不共用牙刷。

1989 年科学家从慢性胃炎患者的牙菌斑中分离得到 HP,后来越来越多的研究证实 HP 可定植在人的牙菌斑中,因为牙菌斑具有独特的生物膜结构,杀 HP 的药物很难到达并发挥作用,全身用药对清除口腔 HP 的作用很小。保持口腔清洁、使用漱口水、牙周基础洁治有利于 HP 的预防和治疗。

哪些人群容易感染幽门螺杆菌？
除菌以后还会不会再感染

哪些人群比较容易感染幽门螺杆菌? 答案是所有人。所有人普遍容易感染 HP,而且全球范围内 HP 感染率都很高。我国幽门螺杆菌科研协作组对国内 HP 感染率进行了调查,结果显示,我国 HP 的总感染率高达 56.22%。感染率这么高,有人会问,我好不容易除菌成功,会不会出去吃顿饭就很容易再次感染? 研究表明,成功根除 HP 后,成人再发率很低,每年为 1%～3%。但在儿童中再感染率较高,每年可高达 10%～20%。虽然成人再发率低,但是除菌后还是要注意个人卫生,预防再次感染。并且,如果家里有人确诊感染了 HP,那么建议全家,除了儿童以外所有人都进行 HP 的检测。

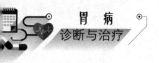
哪些人群需要检测有没有幽门螺杆菌感染

为了减少胃癌的发生,所以只要没有禁忌证,建议所有成年人都检查一下有没有感染。以下人群尤其需要。

(1) 初诊的消化不良患者,病史时间不长,新出现消化不良的症状,年龄小于 45 岁并无胃病症状;还有反复就诊的消化不良患者,治疗效果不好的。

(2) 胃十二指肠溃疡的患者、明显异常的各型慢性胃炎、胃 MALT 淋巴瘤患者、胃癌等需要根除 HP 的患者。

(3) 有胃癌家族史的人群。或者家人有 HP 感染的人群。

(4) 拒绝胃镜检查的人群。

(5) 长期服用非甾体类药物的人群,比如阿司匹林、布洛芬等止痛药物。

(6) 其他一些可能与 HP 感染有关的疾病,比如酒糟鼻、荨麻疹、肝病、口臭、胆石症、肝硬化、糖尿病、不明原因的缺铁性贫血、不明原因的小儿发育不良、偏头痛、冠心病等。

什么是幽门螺杆菌的复发、再燃、再感染

完成根除 HP 治疗方案、停药后 4 周检测时 HP 呈阴性,过一段时间后复查又为阳性,称为复发。复发包括再燃和再感染。

再燃是指根除 HP 治疗后 4 周,不能被检测到的极少量 HP 菌株重新大量繁殖导致检测 HP 再次阳性,细菌仍是同一种菌株。

为什么会再燃? 因为 HP 没有被彻底根除,胃内残留有极少量的 HP。再感染是指经根除 HP 治疗后,HP 的确已被完全杀灭,经过一段时间后再次感染了新的 HP 菌株。一般认为根除 HP 以后一年以内再次出现 HP 阳性为再燃,一年以后再次 HP 阳性为再感染。

儿童感染幽门螺杆菌后有哪些症状

大部分儿童感染 HP 后无任何临床表现。有些儿童可能会出现反复腹痛、恶心、吃饭容易饱胀、嗳气、食欲不振等消化不良的表现。腹痛一般没有规律,位置也不固定,一般餐后多见,以脐周为主。年龄较小的婴幼儿无法正确表达不舒服,常常表现为饮食行为的异常、烦躁不安。年龄大的儿童临床表现可以和成年人相似。

儿童需不需要进行幽门螺杆菌的检测

一般不主张对 14 岁以下儿童进行常规的幽门螺杆菌筛查。但是如果儿童确实患有胃十二指肠溃疡、慢性胃炎、胃淋巴瘤、病因不明的难治性缺铁性贫血、一级亲属有胃癌病史、需要长期服用非甾体类抗炎药物时,则推荐检测。在疾病诊断不

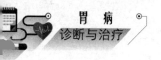

明或者高度怀疑疾病与幽门螺杆菌感染有关时才进行幽门螺杆菌的检测。也不推荐功能性腹痛的患儿进行幽门螺杆菌的检测。

儿童幽门螺杆菌检测方法有哪些

前面我们已经提到,^{13}C 呼气试验无放射性,而且具有较高的敏感度和特异性,是儿童检测幽门螺杆菌的首选检测方法。其他的方法都不作为儿童 HP 检测的首选方法。如果患儿出现消化道症状需要做胃镜,也可以根据内镜下快速尿素酶试验、活检组织染色等方法做出诊断。

儿童幽门螺杆菌感染需不需要治疗

对于没有症状的儿童感染者,我们一般不推荐治疗。因为儿童肝肾功能发育尚未完全成熟,而杀灭幽门螺杆菌需要口服大量的质子泵抑制剂和抗生素,药物可能会造成儿童肝肾功能的损伤,而且儿童往往不能很好地完成药物治疗的疗程,反而加重耐药的风险。故对儿童来说根除 HP 弊大于利,所以对于症状体征较轻或者无症状的儿童,不主张进行根除治疗。并且儿童对幽门螺杆菌感染有一定的自发清除率,为 10% 左右。而且儿童根除 HP 治疗后再感染率高,每年可高达 10%～20%。

但是,如果确诊有胃十二指肠溃疡、消化道出血、胃 MALT 淋巴瘤则需要进行根除性治疗。或者以下情况也可以考虑行根除治疗,如慢性胃炎、病因不明难治性缺铁性贫血、长期服用非甾体类抗炎药等。

幽门螺杆菌有没有疫苗可以接种

　　目前针对幽门螺杆菌的疫苗正在研究中,尚未批准上市。也许在不久的将来,我们能接种上幽门螺杆菌疫苗。

(朱水津)

消化性溃疡的基础知识

消化性溃疡(peptic ulcer)或消化性溃疡病(peptic ulcer disease),泛指胃肠道黏膜,在某种情况下被胃酸/胃蛋白酶消化而造成的溃疡,可发生于食管、胃或十二指肠,也可发生于胃—空肠吻合口附近或含有胃黏膜的 Meckel 憩室内。因为胃溃疡(gastric ulcer, GU)和十二指肠溃疡(duodenal ulcer, DU)最常见,故一般消化性溃疡是指 GU 和 DU。

消化性溃疡的概念是什么

胃是一个囊状器官,上与食管相连,下接十二指肠,可以容纳食物并分泌胃液进行消化。胃分为四部分:贲门部、胃底、胃体和幽门部,其中幽门部又可分为靠近幽门的幽门管和管左侧膨大的幽门窦。十二指肠全长约 25 cm,呈"C"形环抱胰头,属于小肠,向上与胃相连,向下与空肠相连。胃液、胰液和胆汁都注入十二指肠,它在人体中发挥着重要的消化功能。胃壁与十二指肠壁都分为四层,由内向外分别为黏膜层、黏膜下层、肌层和浆膜层(外膜)。充斥在胃肠中的胃酸、胰液等消化液具有腐蚀性,通常情况下,胃肠的内壁充满保护性的黏液,以防止消化液与胃壁及肠壁接触。某些原因会导致消化液增多,或是保护性黏液减少,这时消化液就可能接触并损伤胃壁或肠壁,如果黏膜坏死缺损超过黏膜肌层,则称为溃疡,反之称为糜烂。

消化性溃疡的病因是什么

胃十二指肠黏膜除了经常接触高浓度胃酸外,还受到胃蛋白酶、微生物、胆盐、酒精、药物和其他有害物质的侵袭。在正常情况下,胃十二指肠黏膜能够抵御这些因素的损害,维持黏膜的完整性。这是因为胃十二指肠具有一系列防御和修复机制,包括黏液/碳酸氢盐屏障、黏膜屏障、丰富的黏膜血流、上皮细胞更新、前列腺素和表皮生长因子等。消化性溃疡的发生是由于对胃十二指肠黏膜有损害作用的因素与黏膜自身防御/修复因素之间失去平衡的结果。这种失衡可以是侵袭因素增强,也可以是防御/修复因素减弱,或两者兼而有之。但 GU 和 DU 在发病机制上又有不同之处,前者主要是防御/修复因素减弱,后者主要是侵袭因素增强。消化性溃疡是由多种病因所致的异质性疾病群,即不同患者之间的病因、发病机制可能并不相同,只是临床表现相似而已。

幽门螺杆菌在消化性溃疡发病机制中起什么作用

目前已经明确幽门螺杆菌感染是消化性溃疡发生的主要原

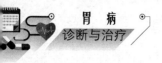

因之一,但医生还未完全了解该菌是如何导致消化性溃疡的。推测可能与感染削弱了胃肠壁的自我保护能力,以及局部炎症、高胃酸分泌等侵袭因素的增强有关。侵袭因素增强和防御因素的削弱,导致溃疡发生。

胃酸在消化性溃疡发病机制中有什么作用

消化性溃疡的最终形成是由于胃酸/胃蛋白酶自身消化所致,这一概念在"HP时代"仍未改变。胃蛋白酶由从胃壁黏膜细胞分泌的胃蛋白酶原经盐酸激活转变而成,它能降解蛋白质分子,对黏膜有侵袭作用。胃蛋白酶的生物活性取决于胃液pH。由于胃蛋白酶活性受胃酸制约,因而在探讨消化性溃疡发病机制和治疗措施时,主要考虑胃酸的作用。无酸情况下罕有溃疡发生,抑制胃酸分泌的药物可促进溃疡愈合。因此胃酸是溃疡发生的决定性因素。

非甾体抗炎药在消化性溃疡发病机制中有什么作用

一些药物对胃具有损伤作用,其中以阿司匹林及其他非甾体抗炎药(non-steroidal anti-inflammatory drugs, NSAIDs)最为显著。临床观察表明,长期摄入NSAIDs可诱发消化性溃疡、妨碍溃疡愈合、增加溃疡复发率和出血、穿孔等并发症的发生率。由于摄入 NSAIDs 后与胃黏膜接触的时间较十二指肠黏膜长，因而与 GU 的关系更为密切。溃疡发生的危险性除与服用的 NSAIDs 种类、剂量大小和疗程长短相关外，还与患者年龄（>60 岁）、既往溃疡病史和并发症史、HP 感染、吸烟、是否同时应用抗凝药物或肾上腺皮质激素等因素相关。据估计，西方国家中约 5% 的 DU 和 25% 的 GU 与长期服用 NSAIDs 有关。近几年来，HP 相关性溃疡的概率随着人群中 HP 感染率的下降而降低，使 NSAIDs 相关性溃疡的概率有上升的趋势。

消化性溃疡的好发部位和数目是什么

GU 可发生于胃的任何部位，多数发生于胃角或胃窦小弯，而病变在胃底者罕见。老年患者发生于胃体中上部的高位溃疡比例较高。DU 多发生在球部，前壁比后壁多见。偶尔溃疡见于球部以下部位，称球后溃疡（post bulbar ulcer）。胃大部切除术后发生的吻合口溃疡，多发生在吻合口空肠侧。

消化性溃疡大多是单发，少数在胃或十二指肠中可有 2 个或 2 个以上溃疡并存，称为多发性溃疡。DU 的直径一般<1.5 cm，GU 的直径一般<2 cm，但巨大溃疡（DU>2 cm，GU>3 cm）并非罕见，需与恶性溃疡鉴别。

在十二指肠球部或胃的前后壁相对应处同时发生的溃疡称为对吻溃疡（kissing ulcers）。胃和十二指肠均有溃疡发生者，称复合溃疡。

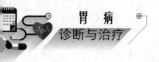
消化性溃疡主要有哪些症状

消化性溃疡的临床表现不一,部分患者以上腹部疼痛为首发表现,也有部分患者可无症状,或以出血、穿孔等并发症作为首发症状。

(1) 疼痛:是消化性溃疡最常见的症状。多位于上腹中部、偏右或偏左。但胃体上部和贲门下部溃疡的疼痛可出现在左上腹或胸骨、剑突后。胃或十二指肠后壁的溃疡,特别是穿透性溃疡的疼痛,可放射至背部。因为空腔内脏的疼痛在体表上的定位一般不十分确切,所以疼痛的部位不一定准确反应溃疡所在的解剖位置。疼痛可表现为隐痛、钝痛,胀痛、烧灼样痛或饥饿样痛,一般较轻还能忍受,但偶尔也有疼痛较重者。无疼痛者亦不在少数,特别是老年人溃疡、维持治疗中复发的溃疡及NSAIDs 相关性溃疡。

(2) 腹胀、嗳气:不少患者会感觉胃部发胀,就像食物不消化,并总感觉有气体从胃中往上涌,频繁打嗝。

(3) 反酸:有酸水从胃里泛上来,口腔里有酸味。

(4) 厌食:表现没有食欲,食量减少,哪怕只吃一点点东西,就会觉得胃部很饱。

(5) 恶心、呕吐:可以有恶心呕吐,但一般症状不是很剧烈。如果呕吐比较剧烈,伴有腹痛、进食困难,可能是在溃疡的基础上发生了幽门梗阻或溃疡恶变。

上述这些症状均缺乏特异性。部分症状可能与伴随的慢性胃炎有关。病程较长者可因疼痛或消化不良症状影响进食而出现体重减轻,但也有少数十二指肠球部溃疡患者因进食可使疼痛暂时减轻,频繁进食而使体重增加。

什么是消化性溃疡的节律性疼痛

节律性疼痛是消化性溃疡的特征性表现,与进食有关。GU 的疼痛常在餐后 1 小时内出现,1～2 小时后逐渐缓解,至下次进餐后再出现上述疼痛;DU 患者的疼痛多在餐后 2～4 小时出现,持续不减直至下次进餐或服用抗酸剂后缓解。有部分 DU 患者可发生夜间疼痛,GU 夜间疼痛少见。DU 合并较重的慢性胃炎或合并 GU 时,疼痛多无明显规律。溃疡性疼痛之所以呈现节律性,可能与胃酸分泌及两者的发病机理有关。GU 的发病主要是防御/修复因素减弱,进食后 1 小时左右,胃酸分泌开始增加,胃酸刺激溃疡面而引起疼痛。而 DU 发病主要是侵袭因素增强,食物对酸有缓冲作用,抗酸剂可中和胃酸,因而进食可暂时减轻疼痛症状。午夜胃酸分泌量大且无食物缓冲,因此患者常在半夜痛醒。部分患者无上述典型疼痛,仅表现为无规律的上腹隐痛、饱胀不适、嗳气、反酸等症状,这些以 GU 患者多见。

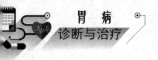

什么是消化性溃疡的周期性疼痛

周期性疼痛是消化性溃疡的又一特征,典型的消化性溃疡疼痛具有长期反复发作的特点,即长期性和周期性。上腹部疼痛可持续数日至数月,继以一段时间的缓解,之后又复发。整个病程可持续数年甚至几十年,发作期与缓解期交替出现。发作与季节有关,溃疡一年四季均可复发,但冬春、秋冬之交更易发生,也可因精神因素、疲劳、饮食不当、某些药物等因素诱发。

特殊类型的消化性溃疡有哪些

1. 无症状性溃疡

临床上大多数消化性溃疡患者都有一定的症状,如上腹疼痛、反酸、嗳气等。但有少部分(15%～30%)消化性溃疡患者却无不适症状,往往是因为突然发生胃出血、胃穿孔等并发症而被发现,也有的是因其他疾病就诊行钡餐或胃镜检查才发现。这类溃疡多见于老年人、服用 NSAIDs 诱发的溃疡及有症状的消化性溃疡经过服用一些抗溃疡药物治愈后,有部分患者复发时可无明显症状。这些平时无任何症状的溃疡称之为无症状性溃疡。

2. 复合性溃疡

复合性溃疡指胃和十二指肠同时发生的溃疡。这种复合性溃疡患者约占全部溃疡病患者的 5%，先患 DU 的患者居多。复合性溃疡病程较长，症状较重，且容易引起出血或幽门梗阻。男性多于女性。但相对而言恶变率较低。

3. 幽门管溃疡

幽门管位于胃远端，经幽门与十二指肠相连。幽门管溃疡病理生理与 DU 相似，胃酸一般增多。幽门管溃疡常缺乏典型溃疡的周期性和节律性疼痛，餐后上腹痛多见，对抗酸药反应差，容易出现呕吐或幽门梗阻，穿孔或出血等并发症也较多。本病有反复发作倾向。

4. 十二指肠球后溃疡

少数十二指肠溃疡发生于十二指肠球后，多见于十二指肠乳头的近端，其具有 DU 的临床特点，但夜间痛和背部放射痛更常见。药物治疗效果差，易并发上消化道出血，X 线和胃镜检查较难发现，易漏诊。

5. 难治性溃疡

难治性溃疡一般指经标准剂量的质子泵抑制剂（proton pump inhibitors，PPI）或 H2 受体拮抗药（H2 receptor antagonist，H2RA）正规治疗一定时间（胃溃疡：PPI 8 周，H2RA 12 周；十二指肠溃疡：PPI 6 周，H2RA 8 周）后，经胃镜检查确定未愈的溃疡和（或）愈合缓慢、频繁复发的溃疡称难治性溃疡。因相关药物的面市及治疗策略的改变，目前此类溃疡已很少见。

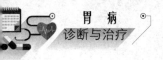

消化性溃疡的并发症有哪些

消化性溃疡持续进展可出现出血、穿孔和幽门梗阻,其中少部分 GU 可发生癌变。近几年因相关药物的进展及治疗策略的改变,溃疡并发症发生率已显著下降。

1. 上消化道出血

上消化道出血是消化性溃疡最常见的并发症,消化性溃疡也是上消化道大出血最常见的病因(约占所有病因的 50%)。约15%的消化性溃疡患者可并发出血,其中 DU 并发出血较 GU 明显多见。溃疡出血可发生于任何年龄,但 60 岁以上患者多见。约20%的消化性溃疡患者以上消化道出血为首发症状。消化性溃疡出血易复发,大约 1/3 的患者治愈后也会多次出血,清除HP 可预防消化性溃疡复发,并能预防溃疡出血。

临床表现与出血的部位、速度和出血量有关,轻者仅表现为黑便,重者可伴有呕血。长期少量上消化道出血可表现为低色素小细胞性贫血。出血量达到 5 ml 可出现粪便隐血阳性;50~100 ml 可出现黑便;出血超过 1 000 ml 可出现眩晕、出汗、心悸和血压下降等周围循环障碍的表现;短时间内出血超过 1 500 ml 常导致休克。

根据患者有消化性溃疡的病史和上消化道出血的临床表现,确立诊断一般不难。但应与糜烂出血性胃炎、肝硬化门静脉高压所致食管或胃底静脉曲张破裂、食管贲门黏膜撕裂症,以及胃癌等所致的出血相鉴别。

对一些症状不典型、诊断难以确立的病例,应争取在出血24～48小时内进行急诊内镜检查。急诊上消化道内镜检查不仅可尽早明确诊断,并可同时在胃镜下采用激光、注射或喷洒止血药物、止血夹钳夹等方法局部止血。

2. 穿孔

消化性溃疡穿孔患病率约占消化性溃疡病例的 7%,可分为急性、亚急性与慢性三种类型。溃疡穿孔是指溃疡向深部侵蚀,穿过胃肠壁全层和浆膜层到达游离腹腔。

(1) 急性溃疡穿孔:常见于前壁溃疡。穿孔时,由于十二指肠或胃内容物流入腹腔,导致弥漫性腹膜炎。患者可突然出现剧烈腹痛,常始于右上腹或中上腹,呈持续性,较快蔓延至脐周、全腹。查体有腹部压痛、反跳痛、腹肌强直、肠鸣音减弱或消失、肝浊音界缩小或消失。检查外周血白细胞总数和中性粒细胞增多,腹部 X 线透视可见膈下游离气体。

(2) 亚急性溃疡穿孔:邻近后壁的穿孔或穿孔较小而只引起局限性腹膜炎时,称为亚急性穿孔。

(3) 慢性溃疡穿孔:多见于后壁溃疡。溃疡已与邻近组织或器官发生粘连,穿孔时胃肠内容物不流入腹腔,称之为慢性穿孔或穿透性溃疡。

亚急性或慢性穿孔的临床表现不如急性穿孔严重,可只表现为局限性腹膜炎及受累脏器的症状。后壁溃疡穿透时,原来的疼痛节律往往发生改变,药物治疗效果差。

消化性溃疡穿孔应与急性胆囊炎、急性阑尾炎、急性胰腺

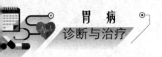

炎、宫外孕破裂和肠系膜血栓形成等急腹症相鉴别。

3. 幽门梗阻

是指胃的幽门(幽门位于胃的最下端)部位发生梗阻,使胃的内容物不能进入肠道的现象。是消化性溃疡的并发症之一。其中80%以上由DU引起,其余为幽门管溃疡或幽门前区溃疡所致。幽门梗阻产生的原因主要有两类:一是活动期溃疡周围组织充血、水肿或炎症引起的幽门反射性痉挛;另一类是由于溃疡反复发生,瘢痕形成和瘢痕组织收缩所致。前者多属暂时性梗阻,经内科积极有效治疗,可随溃疡好转而消失,后者为永久性,内科治疗无效,多需外科手术才能解决。

幽门梗阻引起胃滞留,临床上主要表现为上腹部饱胀不适和呕吐。上腹饱胀以餐后为甚,吐后可减轻,呕吐物量多,内含发酵宿食。呕吐次数视幽门通道受阻的程度而定。症状典型者空腹时腹部检查可发现胃蠕动波和上腹部振水音。若清晨空腹插胃管抽液量>200 ml,即提示有胃滞留。因患者进食减少和反复呕吐可逐渐出现体弱、脱水和低氯低钾性碱中毒等临床表现。

4. 癌变

1%～2%的GU可发生癌变,DU一般不会引起癌变。GU癌变常见于溃疡反复发作、经久不愈的患者。对年龄超过45岁、有长期GU病史、没有出现消化道出血、穿孔或幽门梗阻等并发症,但疼痛的节律发生了变化、溃疡顽固不愈者应警惕癌变可能。对可疑患者,应在胃镜下多点活检做病理检查,以进一步确诊。

消化性溃疡的诊断与治疗

消化性溃疡的内镜特征有哪些

电子胃镜已广泛应用于临床。内镜检查不仅可对胃十二指肠黏膜直接观察,明确溃疡的存在,估计病期、溃疡灶的大小、周围炎症的轻重,还可在直视下取活组织标本做病理检查和幽门螺杆菌检测。上消化道内镜较 X 线检查有更多的优势,其对消化性溃疡的诊断和良恶性溃疡鉴别诊断的准确性均高于钡餐检查。是消化性溃疡最佳、最直接的诊断方法。

消化性溃疡经内镜检查可分为三个病期,其中每一期又可分为两个阶段。

(1) 活动期(active stage, A):又称急性期或厚苔期。溃疡基底部覆盖白色或黄白色厚苔。周边黏膜充血、水肿明显,无再生上皮形成,无黏膜皱襞集中(A_1),或周围黏膜充血水肿减轻,开始出现向溃疡集中的黏膜皱襞(A_2)。

(2) 愈合期(healing stage, H):又称薄苔期。溃疡处于愈合中,白苔变薄,溃疡缩小,周边有上皮再生,形成红晕,黏膜皱襞向溃疡集中(H_1);溃疡变浅变小,溃疡面几乎为再生上皮所覆盖,溃疡可缩小为线状或小点状,黏膜皱襞更加向溃疡集中(H_2)。

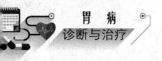
(3) 瘢痕期(scar stage, S)：此期无苔,有瘢痕形成。S_1 为红色瘢痕,溃疡面消失,中央充血,属不稳定可再发的时期。S_2 为白色瘢痕期,溃疡的新生黏膜由红色转为白色,颜色与正常黏膜相似。此凹陷可保留很久,之后亦可完全消失,代表溃疡痊愈并稳定。

内镜下如何鉴别良、恶性溃疡

GU 与胃癌很难从症状上鉴别,必须依赖钡餐检查和内镜检查,特别是后者可在直视下取组织做病理检查。胃癌分为早期和进展期。早期胃癌的癌组织局限于黏膜和黏膜下层,不论有无淋巴结转移;进展期胃癌深度超过黏膜下层,其中侵入肌层者称为中期,侵及浆膜或浆膜外组织者称为晚期。

在鉴别良、恶性溃疡时,溃疡型进展期胃癌因内镜表现较典型,与良性溃疡较易鉴别,而活动期和愈合期良性溃疡与早期胃癌有时不易区分。鉴别要点包括对凹陷本身形态和周围黏膜皱襞形态的观察。

一般而言,恶性溃疡的边缘呈不规则锯齿状,凹陷中心黏膜呈不规则颗粒状或结节状,组织较脆、硬,局部胃壁扩张性差,容易出血。此外,凹陷周围集中的黏膜皱襞常呈现中断改变,这也是恶性溃疡的重要特征。病变浸润越深,皱襞集中现象越明显。部分患者胃癌底部凹凸不平,表面覆污苔,边缘呈结节状隆起。对于怀疑恶性溃疡而一次活检阴性者,必须在短期内复查内镜并再次或多次活检。经药物积极治疗后,溃疡缩小或部分愈合不能作为判断良、恶性溃疡的依据。

消化性溃疡与胆囊炎如何鉴别

消化性溃疡与胆囊炎、胆囊结石二者有时容易混淆。其实在发病原因、疼痛特点、疼痛部位和伴随症状方面两者还是有很大区别的。胆囊炎、胆囊结石患者疼痛与进食油腻食物有关,位于右上腹,可向右肩部放射,可有发热和黄疸。溃疡病的疼痛多位于上腹中部、偏左或偏右,疼痛常呈节律性和周期性,一般与胃酸分泌或进食有关,以秋末至春初较冷的季节易于发生。对不典型病例,需借助 B 超或内镜下逆行胆道造影检查来确诊。

幽门螺杆菌检测的方法有哪些

目前 HP 检测方法包括侵入性和非侵入性两大类。

(1) 侵入性方法:包括组织学检测、快速尿素酶试验、HP 培养和聚合酶链反应检测。胃镜检查如需活检,但患者有活检禁忌,临床上推荐快速尿素酶检测,其具有快速、简便和准确性相对较高的优点。HP 在胃内呈灶性分布,多点活检可提高检测准确性。根除治疗后 HP 密度降低,在胃内分布发生改变,易造成检测结果假阴性,因此不推荐该方法用于根除治疗后 HP 状态的

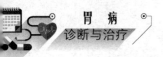

评估。病理组织学检测可作为备选。

（2）非侵入性方法：包括尿素呼气试验、粪便抗原检测和血清学检测。尿素呼气试验包括^{13}C尿素呼气试验和^{14}C尿素呼气试验，是临床上最推荐的方法，具有HP检测准确性相对较高、操作方便和不受HP在胃内灶性分布的限制等优点。但当检测值接近临界值时，其结果不可靠，可间隔一段时间复测或用其他方法检测。胃部分切除术后患者不宜用该方法检测HP，因其准确性显著下降。单克隆粪便抗原试验准确性与尿素呼气试验相似，可作为备选，在尿素呼气试验配合欠佳者检测中具有优势。常规的血清学试验检测HP抗体IgG，其阳性不一定是现症感染，不能用于根除治疗后复查判断治疗结果的依据。一些特定情况（消化性溃疡出血、胃MALT淋巴瘤和严重胃黏膜萎缩等疾病）存在HP检测干扰因素或胃黏膜HP菌量少，此时用其他方法检测可能会导致假阴性，而血清学试验不受这些因素影响，阳性可视为现症感染。

为什么消化性溃疡影像检查很重要

典型的周期性、节律性和慢性上腹部疼痛是诊断消化性溃疡的主要线索。但本病的临床表现不一，有溃疡症状者不一定患有消化性溃疡，部分消化性溃疡患者的上腹疼痛却不典型，甚至部分患者可无症状，或以出血、穿孔等并发症作为首发症状。因此单纯依靠病史难以做出可靠诊断，内镜检查常可确诊，但对无法进行胃镜检查的患者,或内镜检查阴性仍有怀疑者,可加做X线钡餐检查。

钡餐检查是诊断胃和十二指肠溃疡的传统方法,具有操作简单、无创及较高诊断可靠性等优点,在消化性溃疡的诊断中仍起到重要作用。目前多采用钡剂和空气双重对比造影技术检查胃和十二指肠,简称气钡双重造影。是在胃肠道内先后注入气体与硫酸钡剂,使黏膜面涂布钡剂,二者对比之下可以清晰显示黏膜面的细微结构及异常,其对消化性溃疡的诊断率为 60%～80%。消化性溃疡的 X 线征象有直接和间接两种,前者是诊断本病的可靠依据,而后者的特异性有限。龛影是溃疡的直接征象。由于溃疡周围组织的炎症和水肿,龛影周围可出现透亮带;因溃疡部组织增生和收缩,出现黏膜皱襞向溃疡集中的现象。此外,X 线检查还可发现一些征象,如溃疡的对侧出现痉挛性切迹、球部溃疡时见到的十二指肠球部变形、球部激惹现象、十二指肠流出道梗阻等,这些均为溃疡的间接征象。

消化性溃疡药物治疗有哪些选择

消化性溃疡是黏膜攻击因子和防御因子失衡的结果。药物治疗一方面可以抵御有害因素,另一方面可以加强黏膜的防御功能。由于幽门螺杆菌是消化性溃疡最重要的致病因素,根除HP 不但可以促进溃疡愈合,而且可以预防溃疡复发,因此只要

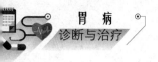

是有HP感染的消化性溃疡,无论初发或复发、活动期或愈合期、有无并发症,均应根除HP,因此首先需要提到的药物是抗HP药物,具体用法请参见相关内容。其次为抑酸药物,包括质子泵抑制剂、H2受体拮抗剂、胆碱受体阻断剂、胃泌素受体阻断剂,以及2020年上市的钾离子竞争性受体拮抗剂。常用方案如下。

(1) DU(十二指肠溃疡):常规剂量的PPI早餐前1次,H2RA晚餐后1次,4周。对于HP感染者,2周HP根除治疗＋2周抑酸治疗,之后不需要维持抑酸治疗;对于非HP感染者,4周抑酸治疗＋12周维持治疗(H2RA晚餐后1次),旨在降低溃疡复发。

(2) GU(胃溃疡):在GU发病机制中,黏膜防御机制减退较DU突出,对于HP感染者应根除治疗,然后抑酸治疗4～6周;对于非HP感染者,抑酸剂(H2RA一天两次,或PPI一天一次)6～8周,加用胃黏膜保护剂。

抗酸药:所谓抗酸,就是中和酸,多为弱碱性药物,可即刻中和或吸附胃酸,减轻疼痛(如碳酸氢钠、三硅酸镁),同时还具有黏膜保护作用(如氢氧化铝、铝碳酸镁、硫糖铝等)。抗酸药通常作为对症药物短期服用,多在上腹痛前、腹痛时服用。铝碳酸镁还能够可逆性结合胆酸,用于胆汁反流性损害(晚上服)。

黏膜保护剂:具有增强黏膜抗损伤能力和加速溃疡愈合的作用,有前列腺素类似物(米索前列醇、恩索前列素等)、吉法酯(每片400 mg中含吉法酯50 mg和铝硅酸镁50 mg)、替普瑞酮、瑞巴派特、铋盐等。铋盐(枸橼酸铋钾、胶体果胶铋)在酸性环境下能与溃疡基底膜坏死组织上的蛋白质结合,形成一层保护膜覆盖于溃疡表面,并有杀伤 HP、抑制 HP 分泌酶的作用。米索前列醇用于 NSAIDs 引起的胃黏膜损害,但腹泻、腹痛、呕吐等胃肠道不良反应使得许多患者难以耐受,所以对于必须长期服用阿司匹林的患者首选同时服用 PPI。

复方制剂:多种抗酸剂和黏膜保护剂组成的复方药物。

哪些情况需要药物维持治疗

消化性溃疡需要维持治疗的患者包括以下几类人群。

(1) 长期使用可诱发消化性溃疡的药物,如长期服用非甾体类消炎药物者。

(2) 非幽门螺杆菌感染相关的复发性溃疡者。

(3) 幽门螺杆菌感染相关性溃疡,根除 HP 治疗失败。

(4) 高龄或者是伴有严重疾病,一旦发生溃疡相关并发症时有危及生命的风险。

维持治疗的方法有以下几种。

(1) 连续性维持治疗。适用于症状反复发作,且合并多种危险因素,易发生并发症的患者。维持治疗的时间一般不超过一年。

(2) 间歇性全剂量治疗。症状反复且胃镜证实有溃疡复发者,可与 4~8 周全剂量正规抗溃疡治疗。

(3) 按需治疗。有消化性溃疡多次复发病史,出现症状复发时可给予短程治疗,症状消失则停止。在维持治疗期间,务必重

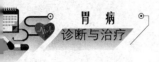

视复查胃镜,一旦胃镜检查排除消化性溃疡,则应慎重选择维持治疗方案,老年患者还需注意胃癌相关的高危症状。

哪种情况的消化性溃疡需要内镜下治疗

消化性溃疡经规范的药物治疗,大部分都可痊愈。胃镜检查主要是用于消化性溃疡的定位及定性诊断,但也可用于治疗,主要见于消化性溃疡的并发症——消化道出血。根据内镜Forrest分级标准,消化性溃疡并发出血被分为六级,用于评估再出血风险。其中Ia~IIb级溃疡由于存在较高的再出血风险,主张初次检查时行内镜下治疗。其治疗措施包括钛夹钳夹、局部注射去甲肾上腺素、注射无水酒精、喷洒止血药物等。

哪些情况的消化性溃疡需要外科治疗

内镜治疗在消化性溃疡合并出血的治疗中是重要的手段,但也不能100%止血,少数患者即使进行了药物和内镜联合治疗,仍无法阻止活动性出血,这时就可能需要外科手术,切除病灶。外科治疗消化性溃疡的指征如下。

(1)上消化道大出血,经内科积极治疗无效。

(2)急性溃疡穿孔。

(3)疤痕性幽门梗阻。

（4）内科治疗无效的顽固性溃疡或经过充分的药物治疗后再度复发，不能耐受药物治疗的患者。

（5）胃溃疡怀疑有癌变的患者。

（6）胃泌素瘤的患者。

有以上情况的患者往往需要外科治疗。

消化性溃疡的预防

哪些人群需要预防消化性溃疡发生

根据以往的流行病学调查结果,消化性溃疡与生活及饮食习惯密切相关,比如长期吸烟、饮酒,习惯快速大量进食、不经细嚼,吃饭不规律,喜食辛辣刺激食物,长期从事高强度工作等人群发生消化性溃疡的可能较大。还有一些慢性病患者,因疾病需要长期服用的药物,易诱发消化性溃疡,比如非甾体类消炎药物、抗结核药物等。精神心理疾病患者也需警惕消化性溃疡,此类患者长期焦虑、抑郁或情绪不稳定,是消化性溃疡重要的诱因。总之,有以上情况的人群,若发生进食相关的上腹部疼痛,需警惕是否发生消化性溃疡,及时就医。

哪些情况需要预防消化性溃疡复发

对于已经患有消化性溃疡,或既往曾发生消化性溃疡的患者,需要考虑如何预防再次发生溃疡。多数患者经过规范的抗幽门螺杆菌及抗酸治疗,均可使溃疡痊愈。但对于需要长期服用可诱发消化性溃疡的药物者,如非甾体类消炎药物、糖皮质激素、抗结核药物等,消化性溃疡复发的概率很高。反复根除 HP 失败者,也易反复发生消化性溃疡。此外,基础疾病多的老年人,由于免疫机能下降,胃黏膜防御功能下降,本身就是消化性溃疡复发的高危人群。

消化性溃疡为什么会复发

1. 治疗不规范

一些消化性溃疡患者经常发生溃疡复发,将原因归咎于药物疗效不好,甚至去寻求偏方,迷信保健品。殊不知,在反复发生消化性溃疡患者中,存在很大部分不正规治疗现象。有些患者症状轻微时自认为是小毛病,痛的时候吃吃药就行了,没有必要去医院治疗。服药的剂量和疗程完全不能达到溃疡的愈合要求。也有的患者因为害怕花钱,选择那种打着优惠政策的小诊所诊治,这样的方法都是错误的,只有通过正规专业的治疗,才能早日达到溃疡治愈的目标。

2. 生活无规律

其实胃、十二指肠溃疡本身的发病就是因为生活的无规律性导致的,而很多患者在初治治愈后不注意生活和饮食规律,这就导致复发率极大地增高。如过饥、空腹的情况,我们的胃酸照常分泌,最终导致高浓度的胃液侵蚀胃黏膜及溃疡面;而同样,过饱会加重胃负担。这些不良生活习惯都会影响疾病的康复。

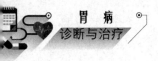

3. 随意停药

很多患者以为病好了,就开始不严格遵守医嘱,频繁换服药物,或者是仅仅发现自己的病情有所缓解,就立即停药,这样做不利于溃疡面愈合,不但无益于疾病康复,还会加重病情,再次复发治疗起来会更加复杂。

4. 幽门螺杆菌感染

幽门螺杆菌感染是消化性溃疡最重要的致病因素。在消化性溃疡的治疗中,首先确定是否合并幽门螺杆菌感染,如果存在感染而未能将其清除,那么它对胃黏膜的持续损伤,必然导致消化性溃疡的复发。更严重的后果是溃疡在不断的修复过程中,发生异型增生,最终走向癌变的结局。因此,如果消化性溃疡久治不愈,或是经常复发,需要排查是否应用了适宜的方法检测幽门螺杆菌,HP检测出现假阴性结果是干扰治疗策略的常见原因。由于HP在胃内是灶性感染的状态,胃镜活检很容易出现HP阴性结果,如果据此认为无HP感染,导致未治疗幽门螺杆菌感染,则可导致消化性溃疡久治不愈。当然检测方法的选择,应该交给有经验的专科医生,所以强调大家一定要在正规的医疗机构就诊,避免以上情况发生。

预防胃溃疡复发的方法有哪些

1. 调整饮食习惯

若不注意饮食卫生、偏食、挑食、过量进食冷饮冷食或饥饱失度,嗜好浓茶、辣椒、咖啡等刺激性食物,均可导致胃肠消化功能紊乱,不利于溃疡部位的愈合。做到一日三餐定时定量,饥饱适中,细嚼慢咽。

2. 坚持长期服药

因为胃溃疡是个慢性病,且易复发,要使其完全愈合,患者必须坚持长期服药。切忌症状稍有好转,就骤然停药,也不可"朝三暮四",服用某种药物刚过几天,见病状未改善,又换另一种药。

3. 避免服用对胃黏膜有损害的药物

如果因疾病需要必须服用时则须遵守医嘱,配合些其他辅助药物,或在饭后服用,减少对胃的刺激。

4. 避免精神紧张

胃溃疡是一种典型的心身疾病,心理因素对胃溃疡的治疗影响很大。情绪激动、精神紧张或过分忧虑都会对大脑皮层产生不良的刺激,使得丘脑下中枢调节作用减弱或丧失,引起自主神经功能紊乱,不利于食物的消化和溃疡的愈合。因此,胃溃疡患者保持轻松愉快的心境,也是治愈胃溃疡的关键。

(胡 颖,王 萍)

慢性胃炎的基础知识

慢性胃炎是一种常见的消化道疾病,是一种由多种不同病因引起的慢性胃黏膜炎症性疾病。部分患者在后期可出现胃黏膜固有层腺体萎缩、化生,继而出现上皮内瘤变,与胃癌发生密切相关。慢性胃炎可分为慢性非萎缩性胃炎和慢性萎缩性胃炎两大类。此病主要进行药物治疗,一般经过积极治疗后,预后良好,但可反复发作。

胃的主要功能是什么

胃是消化道中最膨大的腔道结构,成年人胃的容量为 1～2 L,具有储存和初步消化食物的功能。食物进入胃后,经过胃的机械性和化学性消化,食团逐渐被胃液水解和胃运动研磨,形成食糜。胃的运动还使食糜逐次、少量地通过幽门,进入十二指肠。

胃的机械性消化通过胃壁平滑肌的收缩和舒张实现,这种运动将食物磨碎,并使之与消化液充分混合,同时把食物不断向消化道远端推送。胃的化学性消化即通过消化腺分泌消化液,由消化液中的酶分别把蛋白质、脂肪和糖类等大分子物质分解为可吸收的小分子物质。强酸性的消化液使胃内基本处于无菌状态,胃黏膜层的天然黏膜屏障可以隔离及中和这种强酸,使得胃黏膜免受胃蛋白酶-胃酸的侵蚀。胃消化液的分泌在进食活动的刺激下,受到神经和体液双重调节,具有一定的节律性和自律性。这两种消化方式相互配合,共同作用,为机体的新陈代谢源源不断地提供养料和能量。

胃在人体哪个部位

胃在适度充盈时,大部分在左肋区,小部分在上腹部,如一个囊袋,横卧于中上腹。胃上方与膈毗邻,其下方为横结肠。胃的前方中央部分无脏器覆盖,直接与腹壁相邻,距体表最近。部分前壁和右侧壁与肝左叶、右叶相邻,左侧在左肋弓掩盖下与膈肌相邻。胃底部紧邻膈与脾,后壁隔着网膜囊与左膈角、左肾、左肾上腺、胰腺、脾脏及同名动静脉,横结肠及其系膜、结肠脾曲等相邻,这些结构统称为胃床。简单来说,胃是食管的延续,隔着横膈紧邻胸腔,在中上腹体表能触及的位置即胃的前壁,后壁紧邻脾、胰、肾等结构,右侧与十二指肠相连。

慢性胃炎与急性胃炎如何区分

有些患者可能因突发腹痛就诊,也有些患者常规体检并无明显临床症状,检查结论却为慢性胃炎,要解释这个问题,我们

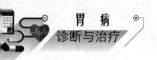
需要区分慢性胃炎与急性胃炎。

1. 慢性胃炎

慢性胃炎是指不同病因引起的胃黏膜的慢性炎症,一般病程较长,多达数月或数年甚至更长,因此其患病率与年龄有关,年龄越大,发生慢性胃炎的概率也越大。慢性胃炎病理上的炎症出现与临床症状出现的时间并不一致,其诊断有赖于胃镜及胃黏膜活组织检查的病理所见,而非临床症状,其实质是胃黏膜上皮遭受反复损害后,黏膜再生,继而结构发生改变,最终导致不可逆的固有腺体萎缩,甚至消失。黏膜萎缩是一种难以逆转的病理改变,因此慢性胃炎患者往往需要长期随访及复查胃镜。

2. 急性胃炎

急性胃炎则是指不同病因引起的胃黏膜急性炎症,是胃黏膜的自限性疾病。急性胃炎起病急,往往能找到与疾病密切相关的损害因素接触史,这些损害因素通常包括化学因素(药物、腐蚀性物质)、物理因素(过冷、过热或质地粗糙的食物)、微生物感染(常见的致病菌有沙门菌、金黄色葡萄球菌、嗜盐菌及肠道病毒等)、重大应激损伤(严重外伤、烧伤及精神创伤等)等。急性胃炎常有明显症状,尤其是微生物感染相关的急性胃炎,可在进食数小时内即出现腹痛、腹胀、恶心、呕吐、发热、腹泻等,一般病程短暂,数天内可好转或自愈。胃镜活组织检查可见胃黏膜充血、水肿、黏液增多、中性粒细胞增多等。

综上,慢性胃炎无论从临床表现、病理特点,还是治疗效果及预后,均不同于急性胃炎。因其可无明显症状,急性发作时常被误认为急性胃炎,如果不被重视,则有可能延误诊治。

慢性胃炎是胃的感染性疾病吗

　　许多胃炎患者在自诊自医时都会选择使用消炎药物(即抗生素)。然而慢性胃炎的炎症不是通常意义上的感染性炎症。我们知道胃壁中存在大量的固有腺体,其主要功能为分泌消化液,这些酸性消化液使得胃内基本处于无菌状态,因此,胃被致病细菌侵袭的机会很小。少数情况下,如机体免疫力下降,细菌侵袭力强可引起急性感染性胃炎,但这种炎症与慢性胃炎有明显的区别。慢性胃炎的定义即胃黏膜的慢性炎症,根据病理分为浅表性胃炎、萎缩性胃炎及特殊类型胃炎,其致病因素多样,其中仅一项与感染有关,即幽门螺杆菌感染。幽门螺杆菌是迄今发现的胃内唯一定植菌,其感染所致的慢性胃炎具有特殊性,治疗也与急性细菌感染大相径庭,应该与普通的感染性胃炎区分开来。

慢性萎缩性胃炎会癌变吗

　　慢性萎缩性胃炎的病理特点是胃固有腺体的减少甚至消失。随着年龄的增长,胃固有腺体萎缩可以发生腺体化生,从而演变为癌。这样的理论使得人们谈萎色变,甚至认为萎缩性胃炎必然会

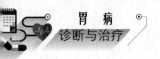
进展至胃癌,给患者造成巨大的心理负担。其实,数十年来各国的学者已经对萎缩性胃炎和胃癌的关系做了大量的研究,发现胃癌高发地区的人群中,萎缩性胃炎的发病率高;胃癌周围的黏膜中,固有腺体萎缩多见。但是这些研究结论仅能说明萎缩性胃炎与胃癌有一定相关,并未定论萎缩性胃炎必然会发展为胃癌。

从组织学上来讲,胃黏膜萎缩有以下两种类型。

(1) 非化生型萎缩:胃黏膜固有腺体被纤维组织或纤维肌性组织替代或炎性细胞浸润引起固有腺体数量减少。

(2) 化生型萎缩:胃黏膜固有腺体被肠化生或假幽门腺化生所替代。

伴有肠化生的萎缩,在黏膜不断的修复过程中,有可能进一步形成不典型增生,而不典型增生是胃癌的重要癌前病变。但其实慢性萎缩性胃炎进展为胃癌是一个漫长的过程,而且癌变的概率也仅 1%左右,只要在发现肠化生及不典型增生时及时治疗并且定期随访复查胃镜,就可以有效防止胃癌发生,因此患者无须对此过度恐惧。

幽门螺杆菌与胃炎的关系密切吗

幽门螺杆菌(HP)感染呈世界性分布,感染范围广,感染率高,根据流行病学调查,我国属于 HP 高感染率地区,人群的 HP 感染率随年龄增长而增加,20～29 岁组为 45.7%,30～39 岁组为 63.6%,随后稳定在 60%左右,≥70 岁组为 78.9%。幽门螺杆菌于20世纪80年代初被澳大利亚科学家马歇尔(Marshall)和沃仑(Warren)发现，经过数十年的深入研究，其结构学特点、酶学特点及致病力基本得以阐明。作为能长期定植于胃黏膜上皮表面的寄生菌，HP可以通分解黏液中和胃酸，损伤上皮细胞，其产生的尿素酶可以分解尿素产生氨，还可以通过多种机制导致黏膜局部炎症病损。既然胃是HP的寄生地，慢性胃炎与其必然关系密切。2015年颁布的《幽门螺杆菌胃炎京都全球共识》，将HP感染诱发的胃炎列为感染性胃炎第一条，并将其定义为一种感染性疾病。HP诱发的慢性活动性胃炎，即HP胃炎，是HP感染的基础病变，在此基础上，部分患者可发生消化性溃疡、胃癌和胃黏膜相关淋巴瘤等严重疾病，因此，HP感染是慢性胃炎重要的致病因素。

除了HP感染，慢性胃炎还有哪些病因 ⊃━

大量研究证实幽门螺杆菌(HP)感染是其最主要的病因，除此之外，胆汁反流、长期服用致胃黏膜损伤药物和乙醇摄入也是相对常见的病因。自身免疫性胃炎在我国相对少见，其他感染性、嗜酸粒细胞性、淋巴细胞性、肉芽肿性胃炎也相对少见。

慢性胃炎一定会疼痛吗 ⊃━

腹痛，尤其是上腹部痛是胃炎的常见症状之一，但不是必需

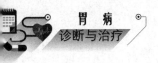
的症状。首先,与腹腔内大部分脏器一样,胃以迷走神经支配为主,这种神经纤维对胃壁张力变化及黏膜的化学刺激敏感,而对机械刺激较迟钝。也就是说,当胃出现明显扩张或痉挛、胃黏膜被各种刺激因素破坏出现糜烂或溃疡时,容易出现腹痛,腹痛的程度常与以上刺激所致的病变发生速度及严重程度相关。急性胃炎往往会伴随急性腹痛,慢性胃炎却可能无明显症状。其次,疼痛是一种主观感受,与个人对疼痛的耐受程度不同有关,对于内脏高敏感的患者来说,轻微的刺激也可引起明显的疼痛,对一些感觉相对迟钝的老人来说,却可能是胃病已经十分严重,却没有明显疼痛感。此外,很多患者倾向于用上腹部不适来描述症状,这也与个人对疼痛认知不同有关。因此,疼痛不是胃炎必然出现的症状。

慢性胃炎是什么原因诱发的

　　慢性胃炎的发生与不良饮食习惯、年龄、遗传及药物等因素有关。

　　不良饮食习惯是慢性胃炎最重要的影响因素,如经常暴饮暴食、习惯进食辛辣刺激食物、长期酗酒、生冷饮食等。这些刺激因素对胃黏膜会产生直接的损害,在青少年时期可能导致经常发作急性胃炎,如果炎症刺激反复或持续存在,则会演变为慢性胃炎。随着年龄的增长,身体机能逐渐衰退,消化道的结构和功能均有不同程度改变,如胃黏膜血管扭曲、硬化、脂质沉积、血供改变,继而影响胃黏膜的屏障及防御功能,在各种致病因素下更易发生慢性炎症,这种炎症的严重程度,往往与年龄呈正相关。除了年龄,遗传易感性也是不可控的因素。研究表明,遗传因素在萎缩性胃炎中起到重要作用。慢性胃炎相关的恶性贫血患者一级亲属中,胃体胃炎的发病率明显高于一般人群。此外,长期服用一些对胃黏膜有刺激的药物也是重要的诱发因素,比较明确地包括非甾体类消炎止痛药物、部分抗生素、抗凝药物等。

哪些职业的人易患慢性胃炎? 它是职业病吗

我们在临床工作中发现,一些职业与慢性胃炎的发生息息相关,比如司机、厨师、工人、飞行员及部队官兵等。这些职业中,相当部分存在作息不规律、工作强度大的特点,其从业者因职业压力或经济压力,易患不同程度的精神心理疾患。已有研究发现,情志因素与慢性胃炎相关,而情志因素中最常见的类型则是长期情绪紧张,甚至焦虑、抑郁。这类患者在治疗过程中考虑到情志因素并加以干预,往往能收到良好的效果,也从侧面证实不良情志因素对慢性胃炎的影响。此外,一些有害的职业暴露因素可能与胃炎相关,一项多机构职业暴露调查研究发现,化工行业中的有机溶剂二甲基甲酰胺暴露,可能与慢性非萎缩性胃炎相关。因此,从事化工类职业的人群,可以预先了解相关的职业风险,做好疾病预防。然而,尽管目前针对职业暴露因素研

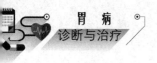

究不少,但这一问题目前还没有统一观点,因而慢性胃炎也不能被认为是一种职业病。

哪些基础疾病与慢性胃炎相关

衰老与慢性胃炎发病相关,也与很多老年人易患的基础疾病相关。如果排除年龄和心理因素,有哪些基础疾病与慢性胃炎相关呢?换句话说,慢性胃炎容易继发于哪些基础疾病呢?比较明确的有慢性支气管炎,这类疾病病程长达数十年,无论是喘息型还是单纯型慢性支气管炎,由于患者长期呼吸功能(逐渐)衰退,血红蛋白氧合不足,必然导致胃黏膜血液屏障功能减退。此类患者群体中发生慢性胃炎的比例都较高,且常发生于慢性支气管炎反复发作数年之后,而慢性支气管炎急性发作时,常常需要联合相关胃黏膜保护药物改善症状及预防胃炎相关并发症,如消化道出血等。此外,慢性肝病,尤其合并门脉高压患者,也是慢性胃炎的好发人群。门静脉属支静脉收集胃肠道黏膜吸收物质,这些物质对人体来说是粗加工的半成品,还需要门静脉系统运送至肝脏进行解毒、转化等进一步代谢,当门静脉高压发生,整个胃肠道黏膜会出现瘀血、水肿,继而发生慢性损伤及炎症。此类胃炎,又被称为门脉高压性胃病,可以认为是一种特殊类型的胃炎。其实,无论是肺脏、肝脏,还是心脏、肾脏、免疫系统,各个重要脏器功能慢性衰竭,均可导致胃黏膜慢性炎性损伤。

慢性胃炎的主要症状有哪些

慢性胃炎并没有特异性症状,常见的症状有腹痛、腹胀、腹部烧灼感、恶心、餐后上腹部不适等。

慢性胃炎的主要病理改变为胃黏膜层的炎性损害,常伴有黏膜层的炎性反应、结构破坏,在食物及胃酸的刺激下易出现腹痛。食物的机械摩擦导致腹痛多发生于进食后较短时间,这种腹痛往往与进食相关的胃酸分泌节律相关,胃酸在进食刺激及饥饿时会出现分泌高峰,常表现为餐时腹痛或餐后2~4小时及夜间腹痛,夜间腹痛常伴有饥饿感,进食后可有好转。

腹胀是慢性胃炎的常见主诉之一。这种腹胀多位于中上腹,可与进食相关,病理状态下常发生于进食后较短时间内,但也有患者诉空腹时也有腹胀,进食后加重,其后果是抑制进食行为,而长期进食量少可引起营养不良、电解质紊乱等严重后果。腹胀的感觉源于食物充盈对胃壁神经肌肉的刺激,这个过程中任一环节出现问题均可导致腹胀。排除机械性梗阻因素,进食过多、食物中脂肪及蛋白比例高、幽门肌肉失弛缓、迷走神经张力过高及胃壁平滑肌运动失调等,均可出现胃排空延迟,继而出现腹胀。空腹时的腹胀感则常与胃持续的紧张性收缩或舒张运动延迟有关。

腹部烧灼感也是慢性胃炎常见的症状,它与胃酸分泌过多或胃酸反流等因素有关。正常情况下,胃酸分泌受进食行为影响,与饮食中脂肪、蛋白及碳水化合物结构比有关,还受神经内

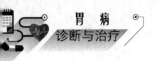

分泌系统调节。胃发生慢性炎症时,可以出现胃酸分泌功能受损,胃壁平滑肌运动功能不协调,继而食物排空障碍,从而出现胃部烧灼感。典型的胃酸相关烧灼感,经过抗酸或抑酸治疗,症状可以明显改善。

恶心及餐后上腹部不适往往也与胃排空功能受损有关。恶心及餐后不适常是呕吐的前驱症状,呕吐是一种将胃内容物强力驱出的动作,涉及复杂的神经反射。胃的基本运动形式包括紧张性收缩,容受性舒张和蠕动,它们有节律地相互配合,最终实现将胃内食物初步混合,排入十二指肠。慢性胃炎时,胃的消化功能减退,对食物的预处理不能达到排空要求,人体便会对胃排空节律自发调节,主要表现为延迟排空、食物在胃内停留时间长,进一步发生物理及化学变化,比如损伤黏膜、发生发酵、形成结石等,这些有害刺激易诱发恶心呕吐及上腹部不适。

慢性胃炎的腹痛有什么特点

尽管腹痛不是慢性胃炎所特有,但它仍有其独有的特征,帮助我们区别于一些其他疾病。

首先,慢性胃炎的腹痛多位于中上腹,部位较局限,很少发生放射痛。胃炎不是局限于胃的某一个小区域,故其疼痛的范围常常不能明确至某一个点,多为中上腹区域比较广泛的腹痛,而不伴有放射痛,因此不会出现肩膀、右胸等部位疼痛。慢性胃炎的疼痛性质多为隐痛、胀痛,程度或轻或重,但多呈阵发性,即这种腹痛能自行好转,这是因为胃炎所致的腹痛与胃黏膜的分泌功能、胃壁的排空功能有关,而这些生理功能本身就具有节律性及周期性的特点,且存在个体差异。正是由于这个原因,胃炎腹痛持续的时间也因人而异。慢性胃炎的腹痛不是独立的症状,患者经常伴随有反酸、嗳气、恶心、上腹部不适等症状。此外,所有的腹痛都与个体的疼痛阈值有关,胃炎腹痛也是这样,对于内脏神经高敏感的人群,轻微的腹胀可以引起明显的腹痛,而部分患者即使发生了明显的胃肠扩张,也仅表现为轻微腹胀、恶心,需要细心观察和鉴别。

慢性胃炎患者需要对哪些症状特别关注

慢性胃炎进展的结局是萎缩性胃炎,而萎缩性胃炎患者中发生胃恶性肿瘤的比例高于普通人群。因此对于慢性胃炎,我们需要警惕一些报警信号,提醒我们进一步检查。如果存在以下情况,需要特别注意复诊,在医生指导下定期检查。

(1) 有胃癌的家族史。

(2) 合并幽门螺杆菌感染。

(3) 伴有进行性营养不良或消瘦。

(4) 反复出现消化道出血。

(5) 长期吸烟或(和)饮酒。

(6) 需要长期服用非甾体类药物。

(7) 曾有消化性溃疡病史。

(8) 不明原因贫血。

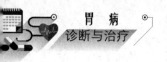

（9）有其他部位恶性肿瘤史。

由于胃癌的发病率与年龄呈正相关，所以鼓励 60 岁以上老人密切关注慢性胃炎相关的风险信号，及时就诊。

腹部压上去疼痛是慢性胃炎的表现吗

慢性胃炎的疼痛可以有上腹部或右上腹压痛，但通常程度轻，深部压痛更为常见。当慢性胃炎患者发生急性腹痛伴有腹部压痛明显时，需要与一些常见急性腹痛相关疾病鉴别。

（1）急性胃肠炎。患者通常都有不洁的饮食史，可表现为上腹部疼痛、脐周疼痛，伴有恶心和呕吐，并且呕吐之后症状能够缓解，同时也可伴有腹泻。

（2）消化性溃疡。慢性胃炎可并发消化性溃疡。十二指肠球部溃疡常见于青少年，右中上腹空腹痛，是典型十二指肠溃疡的表现，而胃溃疡是进食以后 1～2 小时出现上腹疼痛，并可有明显的压痛。如果溃疡合并幽门梗阻，还会有明显的振水音、呕吐宿食及食欲下降、体重减轻等症状。

（3）急性胆囊炎。常见于胆囊结石患者，多急性起病，腹痛位于右上腹，也可以向右侧肩、背放射。

（4）急性胰腺炎。常有胆道结石病史，可有酒精、脂餐等诱因，发作时腹痛持续且剧烈，常伴有腹胀、呕吐、发热、强迫蜷缩体位。

（5）急性阑尾炎。部分急性阑尾炎患者腹痛部位可位于上腹部，但多伴有发热，白细胞升高，腹痛呈持续性，并发阑尾穿孔可有全腹压痛,病程较长的阑尾炎可因包裹性感染出现持续高热。

总之,上腹部压痛不是慢性胃炎的特征性体征,通常需要进一步检查以明确诊断。

慢性胃炎会出现口臭吗

慢性胃炎会出现口臭,这是因为慢性胃炎通常伴有胃动力减弱,胃内食物在胃腔内停留时间长,在胃酸的作用下,食物分解,相互作用产生异味,经口腔散发。此外,很多慢性胃炎患者还合并幽门螺杆菌感染,这种细菌喜好定植于胃窦部,其产生的尿素酶可分解食物中的尿素,产生分子氨,这种气体与粪便中的主要气体是同一种物质,可想而知幽门螺杆菌感染与口臭必然关系密切。尽管慢性胃炎与口臭有关,仍需强调口腔本身病变也会导致口臭。有数据显示90％的口臭病因都在口腔本身,如牙周炎、龋齿等,如果盲目地归因于慢性胃炎,不仅口臭治疗收效甚微,也会延误口腔疾病的诊治。

食欲不振是因为胃萎缩变小了吗

萎缩性胃炎是指胃黏膜上面的细胞、腺体的萎缩,并不是胃体积的缩小。所以,得了慢性萎缩性胃炎的患者不必担心自己的食量会变小,也无须刻意减少进食量。

慢性胃炎的诊断与治疗

━C 慢性胃炎的诊断需要哪些检查项目

　　慢性胃炎无特异性症状及体征,其确诊需要靠胃镜及胃黏膜活组织检查。慢性浅表性胃炎在内镜下表现为胃黏膜水肿、花斑样改变、黏膜充血、色泽偏红,可有糜烂或出血。慢性萎缩性胃炎内镜下表现为黏膜色泽改变呈灰白色、平坦变薄、黏膜下血管透见、皱襞变细或消失等。

　　有经验的医生通过内镜观察可以对病变部位精准活检,而病理检查通过对胃黏膜固有层炎症及腺体数目、形态等观察,可以做出准确的诊断,组织学诊断一般包括以下几个方面:慢性胃炎类型(浅表性、萎缩性和特异性)、病变部位(胃体部、胃窦部和全胃)、急性炎症活动(轻度、中度和重度)、肠腺化生(轻度、中度和重度)、异型增生(轻度、中度和重度)、幽门螺杆菌感染(轻度、中度和重度)。这些描述在胃镜的病理报告中常常会有详细呈现,是慢性胃炎诊断的金标准。

　　其他的检查包括 HP 相关的非侵入性检查、X 线钡餐检查、腹部 CT 检查及胃蛋白酶原检查等,对胃炎的致病因素及鉴别诊断有重要意义。总之,胃镜检查及胃黏膜组织病理特征是慢性胃炎的诊断标准,同时需要完善必要的检查与相似疾病鉴别。

诊断慢性胃炎必须做胃镜吗

　　答案是肯定的。胃镜对胃疾病的诊治具有划时代的意义，慢性胃炎作为常见的胃病之一，没有内镜技术的加持，连定义确诊都难以明确，这是因为慢性胃炎的诊断是基于组织病理学特征的，而胃组织病理标本最便捷的获取方式就是胃镜。20 世纪中叶，第一台纤维胃镜面世，慢性胃炎第一次以内镜及内镜下取得的组织病理为主要分型依据分为浅表性胃炎、萎缩性胃炎及肥厚性胃炎，给胃炎的临床诊治提供了明确的依据。随着针对病因及发病机制相关研究的逐渐深入，慢性胃炎的诊断越来越精确，几经修正，目前慢性胃炎的内镜分型全面而精准，很多内镜与组织病理的一致性研究证实胃镜下的表现与组织学特征匹配度高，具备一定的组织学价值，对于指导临床治疗，判断预后均有重要的意义。因此，对有疑似症状的患者，如果不做胃镜检查，无异于瞎子摸象，不但不能明确诊断，还有可能延误其他疾病的诊治。

慢性胃炎是怎样分类的

　　慢性胃炎的分类包括病因分类、内镜下分类及组织学分类。临床上常常根据组织性特点将慢性胃炎分为两类。

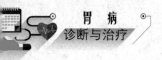

一为慢性浅表性胃炎,也称为非萎缩性胃炎。这类胃炎可有慢性不规则的上腹部隐痛、腹胀、嗳气等症状,饮食不当常常为症状发作的诱因,部分患者可伴有反酸及上消化道出血,胃镜下常可见糜烂及疣状改变。

二为慢性萎缩性胃炎。不同类型不同部位的慢性萎缩性胃炎症状不同。胃体萎缩性胃炎一般消化道症状较少,有时可出现食欲下降、体重减轻、舌炎、舌乳头萎缩。胃窦萎缩性胃炎通常症状明显,尤其伴有胆汁反流者,常表现为持续的中上腹疼痛,进食后明显,可伴有含胆汁的呕吐物和胸骨后疼痛及烧灼感,有时可有反复小量上消化道出血,伴有胃排空功能障碍时可表现为呕咖啡色液体。

慢性萎缩性胃炎分几类

慢性萎缩性胃炎可分为自身免疫性胃炎(以往被称为 A 型胃炎)和多灶萎缩性胃炎(以往被称为 B 型胃炎)两大类。自身免疫性胃炎的萎缩性部位主要位于胃的上 2/3,由自身免疫因素引起,患者常伴有胃酸分泌过少、贫血(恶性贫血)、消瘦等症状,该型胃炎在我国比较少见。多灶萎缩性胃炎的萎缩部位主要位于胃的下 1/3,萎缩的部位呈点状,不一定影响胃酸的分泌,我国大多数慢性萎缩性胃炎患者属于这一类型,对身体的影响较小。

血清学检测对慢性胃炎的诊断有什么价值 ⊃━━

　　血清学指标一般是指血液中的一些有特殊意义的小分子物质，通过判断其出现与否或浓度高低，来对疾病进行前期诊断及对高危人群进行疾病筛查。我们经常听说的肿瘤指标就是血清学检查。

　　目前与慢性胃炎相关的血清学检查主要包括胃蛋白酶原Ⅰ(PGⅠ)、胃蛋白酶原Ⅱ(PGⅡ)、胃泌素17(G17)，这几项指标的联合使用对预测慢性萎缩性胃炎有较高的准确性，也有人称之为胃黏膜血清学活检。

　　PG是胃黏膜特异性功能酶——胃蛋白酶的无活性前体，血清PG水平能够反映胃黏膜的功能状态和形态学改变，因此，在诊断胃萎缩性疾病和筛查胃癌方面是非常有效的非侵入性分子标志物。当发生慢性萎缩性胃炎时，腺体和主细胞的数量会减少，被幽门腺或肠上皮化生代替，引起PGⅠ分泌下降，而PGⅡ水平保持稳定或轻度升高，血清PGⅠ/PGⅡ比值因此也下降。目前很多国家都应用这几项指标对萎缩性胃炎进行筛查。

　　G17是一种由消化道G细胞分泌的胃肠激素，对调节消化道功能和维持其结构完整具有重要作用。胃泌素的生物学功能为促进胃酸分泌和促进胃黏膜上皮多种类型的细胞增殖和壁细胞的分化。当胃窦黏膜发生萎缩性改变时，G细胞数量下降，血清G17水平降低。因此，血清G17水平可作为胃窦部黏膜萎缩的血清标志物。

胃液分析是什么

　　胃液分析是一项有创检查,通过胃管抽取胃液,对其量、成分及酸度等进行分析,了解胃分泌功能,有助于某些胃、十二指肠疾病的诊断和治疗。随着近年来胃镜技术的普及和胃肠道激素研究的进展,胃液分析在临床上应用越来越少,而更多地被用于科研。尽管如此,部分医疗机构仍然开展此项检查,用于对难治性消化性溃疡的评估、高促胃液素血症的鉴别诊断、药物的疗效判断等。

慢性胃炎需要和哪些疾病鉴别

　　(1) 胃癌:慢性胃炎的症状如上腹不适、腹胀、腹痛、食欲不振、贫血等,与胃癌相似,仅凭症状很难鉴别。基于亚洲地区胃癌的高发病率,已有一些检查广泛开展用于筛查胃癌高危人群,包括 PG Ⅰ、PG Ⅱ 及胃蛋白酶原、幽门螺杆菌,而胃镜及活检是具有鉴别意义的检查手段。

　　(2) 消化性溃疡:两者均有慢性上腹痛,但消化性溃疡以进食相关的上腹部节律性、周期性疼痛为主,而慢性胃炎疼痛很少有节律性,且以消化不良症状为主。两者鉴别诊断也需依靠胃镜检查。

　　(3) 慢性胆道疾病:如慢性胆囊炎、胆石症常有慢性右上腹或中上腹痛、腹胀、嗳气等消化不良的症状,因腹痛部位相似,易误诊为慢性胃炎。但该病胃肠检查无异常发现,腹部超声或 CT 可见到胆囊增大、胆壁增厚、胆囊腔内结石等典型征象,有助于鉴别诊断。

(4) 胰腺肿瘤:胰腺组织致密,其实质内的占位性病变可因压迫效应或是刺激腹膜后神经,导致中上腹慢性疼痛,应与慢性胃炎相鉴别。但此类腹痛常较剧烈,可伴有如肝炎、肝癌及胰腺疾病,亦可因出现食欲不振、消化不良等症状而延误诊治,全面查体及有关检查可防止误诊。

(5) 其他:肝脏疾病中如急慢性肝炎、肝脏肿瘤等,常以上腹部不适、腹胀、食欲不振为首发症状,易与慢性胃炎混淆。出现相关症状时及时完善肝功能及上腹部影像检查可以与之鉴别。此外,慢性肾功能不全也可表现为食欲不振、腹胀、纳差,甚至消化道出血,行肾功能、小便及肾脏超声等检查可进一步鉴别。

慢性胃炎的药物治疗有哪些种类

慢性胃炎的目标是改善症状,促进胃黏膜修复,预防复发,改善生活质量。其药物治疗包括几类。

(1) 制酸剂:就是常说的质子泵抑制剂,常见的有奥美拉唑、泮托拉唑等。

(2) 抑酸剂:主要是指一类弱碱制剂,如铝碳酸镁。

(3) 胃黏膜保护剂:内源性胃黏膜保护剂通过改善胃黏膜血流、增加前列腺素 E_2 来增强胃黏膜的防御功能。

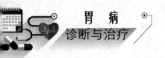
（4）胃动力药：此类药物常见的有吗丁啉（多潘立酮）、莫沙比利、伊托必利等。

（5）中药：中成药种类及数量较多，常用的有摩罗丹等。中药方剂则根据个体体质制定，与医生的经验和对疾病的判断有关，疗效差异较大。

慢性胃炎如果没有明显症状还需要药物治疗吗

有些患者并没有腹痛、腹胀等慢性胃炎相关的症状，只是在体检时通过胃镜被告知患有胃炎，这种情况需要治疗吗？

这要视情况而定。首先要区别于急性的胃黏膜损伤，如果有近期饮酒、进食刺激性食物、情绪紧张等诱因，则可暂不服药，通过调节生活方式，一般情况可自行修复。需要注意的是一些特殊情况，即使没有症状，也需要重视及治疗。长期服用非甾体类消炎药物或抗血小板药物，可以发生药物相关的胃炎，甚至消化性溃疡，其重要特点就是无明显症状，因此，很多患者在发生急性上消化道出血后才发现胃黏膜疾病早已存在。这种情况主要见于患有血管闭塞性疾病者，比如冠心病支架植入术后、脑梗死后、痛风、各种疼痛性关节炎及其他依赖镇痛药物的疾病。此外，老年群体易罹患胃炎，也是无症状胃炎及消化性溃疡的高发人群，其胃炎的特征是以萎缩性胃炎多见。对这些特殊情况，建议积极干预，根据患者基础疾病、内镜表现及病理特点，给予合适的治疗，其目的主要是预防胃黏膜损害进一步加重，减少消化道出血等并发症的发生。

慢性胃炎怎样选择不同种类的药物

慢性胃炎病因不同,治疗方式也存在差异,故在治疗时应尽可能针对病因选择最佳的个体化方案,以达到去除病因、缓解症状和改善胃黏膜炎性反应的目的。如前所述,慢性胃炎最重要的病因是 HP 感染,胆汁反流、长期服用致胃黏膜损伤药物和乙醇摄入也是相对常见的病因。

幽门螺杆菌阳性的胃炎如何治疗

HP 感染是慢性胃炎最主要的病因,HP 现症感染者几乎均存在慢性活动性胃炎。推荐临床上证实 HP 感染的慢性胃炎患者,无论有无临床症状及并发症,均应行 HP 根除治疗,除非存在有抗衡的因素。HP 胃炎治疗采用我国《第五次 HP 感染处理共识》推荐的铋剂四联 HP 根除方案,即 PPI＋铋剂＋两种抗菌药物,疗程为 10～14 天,这些方案的 HP 根除率均可达到 85％～94％。不同地区 HP 的耐药率、经济条件及药物的可获得性存在显著性的差异,因此 HP 感染者的根除治疗方案应根据各地区的不同情况进行选择,确定治疗方案。有条件者可在此基础上行药敏试验结果实施个体化治疗,以此提高 HP 感染的

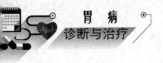
根除率。

抗 HP 治疗疗程到了以后，如果胃炎相关的症状仍然没有缓解，或是发作频次高，应该根据医生意见继续服用药物，一般推荐疗程至少 4 周。需要注意的是，继续服用胃药，尤其是对胃内酸度有明确影响的制酸剂，会影响 HP 呼气试验检测结果可靠性。呼气试验需要在停服制酸剂及抗生素至少 4 周以后进行。

胆汁反流相关的慢性胃炎如何治疗

胆汁反流是慢性胃炎的另一大重要病因，主要应针对改善胃动力、调节胆汁酸分泌及应用具有黏附作用的胃黏膜保护剂。胃肠动力药物在胆汁反流中的治疗效果一般。这里主要介绍铝碳酸镁和熊去氧胆酸。铝碳酸镁不仅可增强胃黏膜屏障，还可结合胆酸，从而减轻或消除胆汁反流所致的胃黏膜损伤。有研究显示熊去氧胆酸制剂可剂量依赖性地增加总胆汁酸中熊去氧胆酸含量，使其成为主要的胆汁酸成分，替代倾向于聚集的、有毒害作用的内源性疏水性胆汁酸。熊去氧胆酸还能与胃黏膜中的黏蛋白络合形成一层保护膜，并促进胃黏膜上皮细胞的移行与修复，从而有效减轻反流的胆汁与胃酸对胃黏膜的刺激。其缺点是价格较贵，推荐顽固性胆汁反流患者酌情选择。

另外，胆汁反流相关的胃炎可选择制酸剂治疗。制酸药物可以提高胃内的 pH，使反流到胃内的胆汁不能被完全激活，从而减少胆汁对胃黏膜的损伤。

药物相关性慢性胃炎如何治疗

临床常见的致胃黏膜损伤的药物主要有抗血小板药物、非甾体消炎药等。治疗时，应首先全面评估患者病情，必要时停用相关致胃黏膜损伤药物。对于必须长期服用上述药物者，首先应筛查 HP，如为阳性，根除 HP 可降低慢性胃炎的发生；如为阴性，可选用 PPI、H2RA 或胃黏膜保护剂治疗。大量临床试验显示 PPI 是预防和治疗 NSAIDs 相关消化道损伤的首选药物，优于 H2RA 和胃黏膜保护剂。

对需服用氯吡格雷的患者，若需同服 PPI 制剂，应选择代谢途径竞争性抑制小的药物，如泮托拉唑、雷贝拉唑等，避免使用奥美拉唑。

有胃黏膜糜烂的慢性胃炎如何治疗

胃黏膜糜烂是一种内镜下的描述，这一类胃炎的突出症状往往是腹痛、腹胀。其治疗推荐选用胃黏膜保护剂、抗酸剂、H2RA 或 PPI。胃黏膜保护剂可促进胃黏膜糜烂愈合，但其对症状的改善作用目前尚有争议。抗酸剂如瑞巴派特，起效迅速但作用相对短暂。PPI 抑酸作用强而持久，可根据病情或症状严重程度选用。对于某些患者，选择抗酸剂或 H2RA 适度抑酸治疗

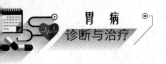

可能更经济,且不良反应较少。

上腹饱胀、恶心或呕吐等为主要症状者可选用促动力药;具有明显进食相关的腹胀、纳差等消化功能低下症状者,尤其是老年患者,可考虑应用消化酶制剂。

伴有焦虑等精神心理因素的慢性胃炎如何用药

这一类患者最大的治疗障碍是患者本身对抗抑郁药物的抗拒。很多患者认为服用这类药物说明自己患上了精神疾病,从而更加焦虑,服药的依从性很差,自然也谈不上疗效。其实,抗抑郁药物或抗焦虑药物一般作为伴有明显精神心理因素者及常规治疗无效和疗效差者的补救治疗,往往收效显著,短期内服用并不会产生毒副作用。

这一类药物的代表氟哌噻吨美利曲辛,临床应用广泛,氟哌噻吨可促进多巴胺的合成和释放,美利曲辛可抑制突触前膜去甲肾上腺素和5-羟色胺的再摄取,两种药物共同发挥抗焦虑、抑郁的作用。有研究提示氟哌噻吨美利曲辛联合PPI可显著改善慢性胃炎的症状及焦虑、抑郁评分,可作为慢性胃炎伴焦虑抑郁的重要选择之一。

老年人服用慢性胃炎药物需注意哪些情况

慢性胃炎最常用的药物当属PPI制剂,比较常见的就是奥美拉唑、泮托拉唑等。PPI制剂长期服用,可导致骨质疏松、肾功能损害、小肠细菌过度生长等。这些药物副作用在老年人中更易发生,建议老年患者服用时需注意以下几点。

(1) 尽量避免大剂量(加倍标准剂量或以上)、长时间(6个月或以上)应用PPI。维持治疗时,一般采用标准剂量或标准剂量的半量。使用PPI超过6个月者,应逐渐减量至停药。对接受标准剂量或较大剂量PPI者,每周减少50%的剂量;对接受一日2次方案者,初次减量时可改为早餐前给药一次直到减至该药的最低剂量;使用最低剂量治疗一周后,即可停药。

(2) 伴有吞咽困难者宜选用含肠溶颗粒或含多微粒胶丸的胶囊、片剂或颗粒剂,口崩片(目前兰索拉唑有该剂型)置于舌上即可崩解,不需饮水就能咽下,且药代动力学和疗效不变,这种剂型特别适于身体虚弱和吞咽困难者。

(3) 对全身营养情况较差及老年者,建议监测血清维生素B_{12}水平,如缺乏应及时补充。

(4) PPI应用>3个月有低镁血症的风险,对需长期应用者,尤其是合并使用地高辛或其他可致低镁血症的药物时,应考虑在PPI治疗前进行血镁检查,并在治疗过程中定期监测。不建议常规筛查血红蛋白或血清铁水平等,但对老年人或营养不良者应谨慎PPI的长期使用。

(5) 目前对长期使用PPI者,不论剂量大小,均不建议常规监测肾功能,专家共识指出,避免PPI与肾毒性高危药物同用,并定期检测肌酐、C反应蛋白、红细胞沉降率等指标,及时评估肾损害情况。

（6）长期应用 PPI 可能导致认知障碍,增加痴呆风险,但不建议对痴呆进行常规药物预防或筛查。

胃手术后的胃炎如何治疗

胃切除术造成不同程度的解剖结构改变,继而出现功能障碍,导致慢性炎症性损伤。术后的残胃,最常见的问题是胃排空延迟及反流。胃排空延迟首先需要调整生活方式,饮食方面建议少食多餐,以易消化的半流质食物为主。药物可以选择具有双向动力调节作用的促动力药物,常用的有曲美布汀。由于生理屏障功能遭到破坏,残胃导致的酸反流及胆汁反流难以避免,平时需要减少弯腰、用力等增加腹压的动作,夜间抬高上半身体位,饮食结构以少油少糖为主。对反流的药物治疗,PPI 往往疗效一般,这是因为胃切除术后,胃的功能腺体数量减少,PPI 针对性抑制的 H^+-K^+ ATP 酶也必然减少。建议残胃相关的反流采用调节生活方式,口服促动力药物及铝碳酸镁/硫糖铝等药物综合治疗。

症状很多的患者需要服用好几种药物吗

对以上腹痛、上腹饱胀、恶心呕吐或其他消化不良症状同时存在的老年患者,可联合用药治疗。部分老年慢性胃炎患者多种消化不良症状同时存在,治疗上可联用抑酸剂/制酸剂、胃黏膜保护剂、促动力药物、消化酶制剂或抗焦虑/抑郁药等若干种药物,但一般针对患者主要症状,选择 2～3 种药物联用为宜。

长期吃药、症状经常反复可以试试中药吗

不少中成药可缓解部分老年人慢性胃炎的消化不良症状,甚至对胃黏膜损伤具有一定修复作用,或对胃癌前病变似有一定的逆转作用,具有代表性的是摩罗丹、胃复春、猴菇菌片等。除了中成药,还可以选择中药方剂,但必须经过专业的、有执业资格的中医医生开具处方。需要提醒大家的是,中药制剂成分相对复杂,如果要联合使用西药或其他疾病药物时,建议定期检测肝、肾功能。此外,尽管一些临床研究结果提示中成药对逆转胃黏膜萎缩有一定的疗效,但并不是萎缩性胃炎的一线治疗选择,还是要在定期复查胃镜的前提下,根据具体情况调整用药方案。

长期服用制酸药物有哪些副作用

长期使用 PPI(通常定义为 6 个月以上),应警惕其可能相关的潜在不良影响,如骨质疏松与骨折、肾脏疾病、萎缩性胃炎、胃底腺息肉、心肌梗死、肺炎、小肠细菌过度生长、艰难梭状芽孢杆

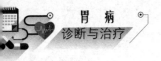
菌感染、自发性细菌性腹膜炎、痴呆、低镁血症、维生素 B_{12} 和铁吸收不良、高胃泌素血症、肿瘤等。

为什么一定要空腹服用 PPI

PPI 是一种前体药物，其对壁细胞胞浆中的静息质子泵无作用，其抑酸作用的强弱取决于作用底物——活性泵的数量，长时间禁食后壁细胞中 H^+-K^+-ATP 酶最多，进餐可刺激泵活化，故一般推荐餐前 30～60 分钟服用。一日一次时，一般建议在早餐（每日第 1 次进餐）前 30～60 分钟服用；一日 2 次时，分别在早餐前和晚餐前 30～60 分钟服用，因早餐前和晚餐前服用的方式与早餐前服用双倍剂量 PPI 相比，可以更好地控制胃内 pH。

慢性胃炎的预防与保健

经常外出就餐需要预防性服用胃药吗

经常外出就餐,免不了重油重糖、饮酒、过饱等诱发急慢性胃炎的因素,那么,提前服用胃药可不可以预防胃炎呢？这种做法是不可取的。慢性胃炎是由于胃黏膜反复损伤所致,尽管胃黏膜有强大的再生修复功能,但也不能抵御经常性的黏膜破坏。胃药不是服一粒立马见效的"仙丹",尽管药物可以控制胃酸,促进黏膜修复,但都是针对病理状态的,讲究服用剂量及疗程,而且治疗过程中也需要避免不良饮食习惯。因此,为了胃的健康,还是要自主控制不良生活习惯,如果免不了应酬,可以控制进餐量、饮酒量,减少聚会频次,只要有意识地采取措施,就能达到一定的预防作用。

慢性胃炎患者日常生活的注意事项有哪些

对于慢性胃炎患者来说,胃是一个非常娇气的器官,在症状控制以后,稍有不注意,就会旧病复发。为了避免病情反复,应该注意以下几点。

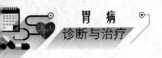

(1) 保持情绪稳定。

(2) 坚持有规律的生活和良好的饮食习惯。

(3) 不要暴饮暴食,做到饮食有规律。

(4) 食物的温度以接近体温为宜,不要过冷,也不要过热,餐前和进餐时不要大量饮水。

(5) 尽量避免服用解热镇痛类药品,如阿司匹林、散利痛、皮质激素等。如果必须服用,应适当加服胃黏膜保护药物如 PPI 制剂、铝碳酸镁等,其服用方法建议经由专科医生指导,切不可凭经验随意服用。

对慢性胃炎来说,好的饮食习惯 主要包括哪些方面

(1) 选择少刺激性、易消化的食物,尽量不选择油腻食物如肥肉、油煎炸食物。

(2) 避免刺激性食物如酒精、辣椒、洋葱、大蒜等,以及生冷硬的食物。

(3) 选择富含蛋白质维生素的食物,如鸡蛋、瘦肉及新鲜瓜果蔬菜等。鱼、豆类及豆蛋白质应占蛋白质总量的 1/2～2/3,动物性蛋白质占 1/3。

(4) 养成少量多餐的习惯。

(5) 食物要有多样性,包括蛋白质、脂肪及碳水化合物、维生素、矿物质、微量元素、纤维素。萎缩性胃炎要注意维生素 C 和 B

族维生素的补充,如合并慢性胃炎相关的贫血,需要额外补充维生素 B_{12} 和叶酸(维生素 B_9)。

胃切除术后的胃炎患者怎样日常保健

胃切除术后的患者在康复期间,需要注意日常保健,合理的饮食结构和进食方式,对缓解胃切除术后不适及保障患者的良好营养状态有重要的意义。首先需要注意营养均衡、种类丰富,肉蛋奶鱼、蔬菜水果都可以,但要选择易消化、容易加工的种类。胃切除术后,缺少了胃的过渡,食物没有经过胃的充分研磨混合,直接进入小肠,营养不易吸收,因此要选择容易消化的食物,对原材料粗大的食物可以借助电器精细加工后食用。二是细嚼慢咽,延长进食的时间,也可以弥补胃缺失后的消化不良。由于胃切除后,胃的容量缩小,患者不能再像正常情况那样一日三餐按顿进餐。实践证明,少量多餐的进食方式更适合术后患者,一般两次进食之间间隔 2~3 小时。为了保证足够的营养摄入,部分患者在夜间还需要增加一次进食。

为了避免倾倒综合征,胃切除术后的人不要一次大量喝下糖分高的食物,比如甜汤、碳酸饮料、啤酒等,短期大量糖类营养进入小肠吸收,可能刺激胰岛素分泌,反而诱发低血糖,会引发大汗、头晕心慌、饥饿等症状。

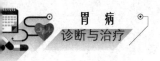

胆囊切除术后怎样预防慢性胃炎

很早之前就有研究者发现,在胆汁反流性胃炎患者中,有一半以上患者有胆囊切除术史或患有胆囊疾病。胆汁反流性胃炎是一种以胆汁反流为特点,与饮食密切相关又极易复发的胃炎类型,这种类型的胃炎主要的临床症状是腹痛,给患者带来很大的痛苦。胆囊切除术后,胆汁没有了中间站,在进食的刺激下,脉冲式地直接进入十二指肠,由于术后解剖结构的改变,难以避免会出现胆汁反流。既然胆汁分泌与进食有关,那么通过调整进食方式和结构可以一定程度上改善胆汁反流,建议避免饱餐,减少油脂及蛋白单次摄入量。患者平时需要放松情绪,保持乐观心态,规律作息,因为焦虑紧张也非常容易诱发胆汁反流发作。除了以上方法,药物治疗也可以帮助预防胆汁反流,最常用主要包括能中和胆汁的铝碳酸镁、促进胃肠动力的莫沙比利,以及调节胆汁分泌和成分的熊去氧胆酸等。胆汁反流造成的胃黏膜炎症,可以通过口服制酸剂等针对胃黏膜修复的药物来治疗。

（王　萍）

功能性消化不良的基础知识

功能性消化不良(functional dyspepsia, FD),是指由胃和十二指肠功能紊乱引起的进食后上腹饱胀不适、早饱、中上腹痛及烧灼感等症状,经临床检查排除器质性疾病的一组临床综合征。功能性消化不良是临床上最常见的一种功能性胃肠疾病,占临床上消化不良症状的多数。

什么是消化不良

消化不良从字面上理解,就是进食后食物不能顺利地被人体加工为可吸收的食糜,从而表现出相应的症状。2015 年《中国功能性消化不良专家共识意见》对消化不良作了专业的定义:消化不良是指位于上腹部的一个或一组症状,主要包括上腹部疼痛、上腹部烧灼感、餐后饱胀感及早饱,也包括上腹部胀气、嗳气、恶心和呕吐等。

功能性消化不良和器质性消化不良有何区别

在未经调查的消化不良患者中,一部分有明确的病因,如消

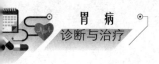

化性溃疡、胃食管反流病、上消化道肿瘤、胆道疾病、胰腺疾病、食物或药物不耐受等,这一类消化不良称为器质性消化不良。另外很大一部分患者具有慢性消化不良症状,但不能用器质性、系统性或代谢性疾病等来解释产生症状的原因。这一类消化不良称为功能性消化不良。功能性消化不良是多因素共同作用结果,如异常酸分泌、胃肠道敏感性的改变、运动功能失调及社会心理因素。

功能性消化不良发病率有多高

据新加坡研究,5 066 例未经检查的消化不良患者中 79.5％为 FD;亚洲 9 个国家和地区,1 115 例未经检查的消化不良者 43％为 FD。刘文忠等研究过上海地区 782 位消化不良患者,其中 69％患者为 FD;吴改玲等研究了 300 例消化不良症状的患者,内镜检查发现 FD 占 51％。随着我国经济社会的发展,人们在工作和生活压力越来越大,升学、就业、失业、婚姻、家庭等问题越来越层出不穷,也导致人们的情绪焦虑程度上升,因此功能性消化不良在国内人群中的发病率越来越高,约为 20％,也就是说每 5 人中就有一人可能正在或曾经发生过功能性消化不良。

功能性消化不良的主要症状是什么

FD 一般无特征性临床表现,主要症状有上腹痛、上腹胀、早饱、嗳气、食欲不振、恶心呕吐等,可单独或多种症状同时出现。不少患者同时伴有失眠、焦虑和抑郁、头痛、注意力不能集中等精神心理症状。其病程中症状可发生变化，起病缓慢、病程长，症状时重时轻、部分患者可能有明显的饮食、劳累或精神刺激诱因。

最新的罗马Ⅳ标准归纳出功能性消化不良的四大主要症状。

(1) 餐后饱胀：食物长时间存留于胃内引起的不适感。

(2) 早饱感：进食少许食物即感胃部饱满，不能继续进餐。

(3) 上腹痛：胸骨剑突下与脐水平以上，两侧锁骨中线之间的区域疼痛。

(4) 上腹烧灼感：局部的灼热感，但与烧心不同，烧心是指胸骨后的烧灼样疼痛或不适。

什么是罗马标准

近二十年来，功能性胃肠病的诊断主要参照罗马标准，那么罗马标准是怎么来的呢？最早牛津大学的 Chardhary 和 Truelove 在 1962 年对肠易激综合征的患者进行回顾研究分析，首次引入胃肠道功能性疾病的概念，随后医学界对这类不明原因的、反复发作的功能性消化不良症状兴趣渐增。至 1984 年德国学者克鲁伊斯(Kruis)提出 Kruis 标准，该标准在强调患者症状外还提到了病程概念，并通过综合评分来判断是否是肠易激综合征。1987 年，各国医学专家在罗马进行讨论并且达成共识，于 1988 年第 13 届国际胃肠病会议上公布了罗马标准，并于 1994 年发表了功能性胃肠病诊断、病理生理和治疗的全球共识，即罗马Ⅰ标准。

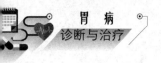

此后,该诊断标准根据不断更新的研究成果,不断更新换代,最新的诊断标准为 2016 年提出的罗马Ⅳ标准。罗马Ⅳ标准对功能性消化不良的症状、发病机制、诊断及治疗进行了补充或更新,提出了反流高敏感、肠道微环境对功能性胃肠病的影响等观念。

功能性消化不良的发病机制是什么

功能性消化不良的发生是多因素共同作用的结果,发病机制主要包括以下几个方面。

（1）胃肠动力障碍性:胃排空延迟、胃十二指肠运动功能失调。

（2）内脏感觉过敏:FD 患者胃的感觉容量明显低于正常人。内脏感觉过敏与外周感受器、传入神经、中枢神经系统的调制异常有关,即脑-肠轴的功能异常。

（3）胃对食物的容受性舒张功能下降:胃容受性由进餐诱发的迷走-迷走反射调控,并由胃壁的氮能神经活动介导。胃容受性受损主要表现在胃内食物分布异常,胃窦食物存留。

（4）胃酸分泌增加和胃、十二指肠对扩张、酸、其他腔内刺激的高敏感性:部分功能性消化不良的患者临床症状酷似消化性溃疡。而且应用质子泵抑制剂可取得较好的疗效。

（5）幽门螺杆菌感染:尚无法确定幽门螺杆菌是否在 FD 的发病中发挥作用。

（6）精神因素和社会因素:此类因素似乎越来越影响 FD 的发生,调查发现 FD 存在个性异常,焦虑、抑郁积分明显异常。

功能性消化不良的诊断与治疗

功能性消化不良如何诊断

功能性消化不良的诊断标准主要包括三个重要的部分，①症状；②充分排查结构性疾病，重视胃镜检查，高度警惕警报征象；③持续时间：症状出现至少6个月，且近3个月符合以上诊断标准。基于以上诊断标准，罗马Ⅳ将功能性消化不良分为两个亚型：餐后不适综合征(postprandial distress syndrome，PDS)和上腹痛综合征(epigastric pain syndrome，EPS)。

功能性消化不良分型有何意义

功能性消化不良根据其主要的四大症状分为餐后不适综合征和上腹痛综合征两种类型。餐后不适综合征主要的症状是餐后饱胀和(或)早饱感；上腹部痛综合征主要症状是上腹痛和(或)上腹烧灼感。PD分为这两种不同的类型，是由于其发病机制不同，治疗方案及药物选择也有较大差别。若属于餐后不适综合征，则胃肠道动力障碍是主要矛盾，推荐使用促动力药物，主要包括多巴胺受体拮抗剂(如胃复安)、5羟色氨受体激动剂

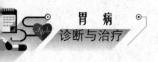
(如莫沙必利片)、红霉素,具有胃动素样作用,静脉给药可促进胃排空,主要用于胃轻瘫的治疗,但不推荐作为治疗 FD 的首选药物。若属于上腹痛综合征,则酸过度分泌占据主要矛盾,可适当应用 PPI 制剂,但应适当控制疗程,4~8 周,不建议长期服用。

诊断功能性消化不良需要做哪些检查

功能性消化不良作为一种排除性诊断疾病,在临床工作中实际上既要求不能漏诊器质性疾病,又要求不能无目的地对每一例患者进行全部检查,只能针对患者的症状进行有目的的筛查。常规的检查包括血尿大便常规、肝肾功能、心肌酶及电解质、血脂生化常规检查,以及腹部超声检查、X 线检查内镜检查等。在全面采集病史及体格检查基础上,具体可根据患者临床症状进行进一步详细检查。

基本原则为先判断患者有无器质性疾病的报警症状和体征,45 岁以上,近期有无出现消化不良症状,或原有症状明显加重,有无消瘦、贫血、呕血、黑粪、吞咽困难、腹部肿块、黄疸等,尤其有肿瘤家族史的患者,如有应进一步行上腹部增强 CT 或磁共振胰胆管造影(magnetic resonance cholangiopan-creatogra, MRCP)明确有无肝胆胰肿瘤,并行胃肠镜及病理相关检查,必要时行腹部及浅表淋巴结检查排除淋巴瘤相关疾病,也可行血清肿瘤标志物检查,若有异常但不足以明确诊断者,可行 PET 检查并行血清肿瘤标志物定期监测随访,必须对有报警症状和体征者进行彻底的检查随访,直至找到病因。而对年龄在 45 岁以下且无报警症状及体征者,可选择基本的生化常规检查,如血尿大便常规、血沉、肝肾功能、腹部超声等。但对经长时间治疗效果不明显者,通常超过 2～4 周规范的药物治疗症状仍不缓解或加重者,则应选择进一步针对性的检查,以免漏诊或误诊。

功能性消化不良需要与哪些疾病鉴别

1. 胃食管反流病

胃食管反流病是胃或十二指肠内容物反流至食管引起的不适症状,其诊断必须是临床症状加上内镜检查或食管酸检测阳性。典型的临床症状是烧心、反酸、胸骨后疼痛或吞咽困难,严重者可能出现哮喘,胃食管反流病与功能性消化不良在临床症状上具有高度一致性,但其具有明确器质性疾病诊断证据。

胃食管反流病与 FD 发病机制是不同的,其发病机理归为两个方面,一是抗反流的防御功能下降,二是反流攻击因子的增强。相较于 FD 而言胃食管反流病患者往往有明确的病因,如老年人膈食管裂孔周围结构松弛、膈肌脚的钳夹作用减弱;食管裂孔疝;食管腹段过短或缺如;腹部手术后迷走神经损伤;过度肥胖、腹水、妊娠致腹内压增高,或者是长期进食高脂肪食物、阿片类药物等。胃食管反流与 FD 一样病程长,其症状反复,但与 FD 不同之处是胃食管反流可以导致严重并发症:食管狭窄、食管溃疡、出血穿孔、Barrett 食管,后者系癌前病变,最终可能发展至食

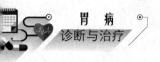
管腺癌。此外,食管外的并发症也不少见,如酸性喉炎、支气管哮喘、间质性肺损伤等。胃食管反流病可以通过 X 线钡餐、内镜、食管 24 小时酸监测、食管测压等检查明确诊断,而 FD 患者上述检查结果一般是正常的。在治疗上,与 FD 不同的是胃食管反流病主要是使用质子泵抑制剂或钾离子竞争性酸阻滞剂,出现严重并发症的可行手术治疗。

2. 慢性胃炎

慢性胃炎是指不同病因引致的慢性胃黏膜病变,是消化系统的常见病,其临床症状无明显特异性,大多数患者表现为一种消化不良症状,如上腹隐痛不适、饱胀、食欲减退、反酸、恶心、嗳气,不明原因上腹不适感等。病因包括幽门螺杆菌感染、自身免疫性、长期刺激性食物、非甾体类药物、胆汁或胃酸反流、环境或精神因素等。与 FD 患者不同之处是慢性胃炎患者常有伴随症状:胃黏膜糜烂者可能表现为呕血、黑便、长期少量出血可致缺铁性贫血;自身免疫性胃炎者可能出现恶性贫血、可有舌炎、周围神经炎等营养不良症状。与 FD 相同之处是部分慢性胃炎患者也可能伴有焦虑、失眠等精神症状。

慢性胃炎主要诊断靠内镜及活检病理确诊,结合内镜及病理诊断可分为慢性非萎缩性(浅表性)胃炎、慢性萎缩性胃炎两大类和一些特殊类型胃炎,慢性非萎缩性胃炎分为两种类型:①胃窦为主非萎缩性胃炎;②非萎缩性全胃炎。慢性萎缩性胃炎分四种类型:①胃窦萎缩性胃炎;②胃体萎缩性胃炎;③多灶性萎缩性胃炎;④萎缩性全胃炎。慢性非萎缩性胃炎病理下是胃小凹间固有膜有慢性炎症细胞浸润,无腺体破坏。慢性萎缩性胃炎不仅有胃小凹腺体减少破坏,还有肠腺上皮化生、不典型增生等病理改变。慢性萎缩性胃炎是一种癌前疾病、不典型增生更是一个癌前状态。

慢性胃炎相关的检查如下。

(1) 血常规:了解患者有无贫血。

(2) 大便常规及隐血:了解患者有无消化道出血。

(3) 胃镜检查:慢性浅表性胃炎胃镜下可见黏膜红斑、出血点或斑块,伴或不伴水肿、充血渗出等。慢性萎缩性胃炎胃镜下可见黏膜红白相间,以白相为主,皱襞变平甚至消失,部分黏膜血管显露、可伴有黏膜颗粒样改变或结节状等。

(4) 幽门螺杆菌检测。

(5) 血清抗壁细胞抗体、内因子抗体及维生素 B_{12} 水平测定有助于自身免疫性胃炎的诊断。

(6) 胃泌素 G17、胃蛋白酶原测定。

慢性胃炎患者治疗上主要遵循个体化治疗原则,积极查找病因,根据不同的临床症状和内镜及病理改变选择不同治疗方案,药物方面与 FD 患者不同之处在于抗氧化剂的治疗,如叶酸、微量元素硒、中成药胃复春等治疗。同时高级别上皮内瘤变,可在胃镜下行黏膜切除或剥离术,必要时手术治疗。对慢性胃炎患者来说定期随访也是关键的治疗措施。

3. 消化性溃疡

消化性溃疡是指发生于胃和十二指肠的溃疡,亦可发生于食管下端、胃一空肠吻合口附近及 Meckel 憩室。消化性溃疡常见发病原因有:长期使用 NSAIDs 类药物、幽门螺杆菌感染、胃

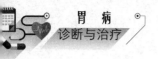
酸分泌过多、吸烟、应激等。主要发病机制是侵袭因素增强或防御因素减弱。消化性溃疡一般分为胃溃疡及十二指肠球部溃疡,以球部溃疡多见,临床典型症状是中上腹痛和反酸,与FD腹痛不同的是,溃疡患者腹痛常呈周期性和节律性发作,胃溃疡疼痛多发于进餐后半小时至1小时,而球部溃疡多发于夜间或空腹,疼痛部位多位于中上腹或偏左或偏右,为隐痛、胀痛或钝痛、烧灼样痛。消化性溃疡患者还可表现为反酸、嗳气、上腹饱胀不适、胃灼热、恶心呕吐、食欲减退等症状,相比腹痛而言此类症状缺乏特异性。消化性溃疡患者与FD不同之处是可能导致严重并发症,如消化道大出血、穿孔、幽门梗阻等。此类患者就诊时除详细询问病史明确诱因外、还应详细查体如有无上腹压痛、胃型,局限性或弥漫性腹膜炎体征等以明确有无并发穿孔、梗阻等。

消化性溃疡患者应行实验室检查:①幽门螺杆菌检测;②内镜检查可直接观察胃十二指肠黏膜,可进行分期[活动期(A)、愈合期(H)、瘢痕期(S)],并行病理活检明确溃疡良恶性质;③X线钡餐,由于钡餐发现的胃溃疡仍需内镜下活检证实,目前此类方法已较少用,仅适用于老年严重心肺疾病不宜行胃镜检查患者;④胃液分析,由于一般胃液分析结果不能反映胃黏膜泌酸能力,现多用五肽胃泌素或增大组胺胃酸分泌试验,此类多用于科研或者是胃泌素瘤诊断;⑤上腹部CT,用于怀疑有溃疡恶变或穿孔者。

消化性溃疡的治疗由于HP的发现及质子泵抑制剂的出现,现在已基本能完全治愈,不易出现严重并发症而需要外科治疗的情况。但仍有一些不常见的类型,由于临床症状不典型易导致严重后果,应警惕如下情况。

(1) 巨大溃疡:直径大于 2.5 cm 胃溃疡和大于 2 cm 球部溃疡,其症状常不典型,但可伴有体重下降或低蛋白血症,常见因大出血及穿孔首诊。

(2) 复合溃疡:指胃和十二指肠内时存在溃疡,以男性多见,疼痛缺乏节律性,其出血和幽门梗阻常见。

(3) 食管溃疡:多继发于反流性食管炎和食管裂孔疝,尤其是食管—小肠吻合术或胃—食管吻合术多见,易出现上消化道大出血。

(4) 高位胃溃疡:胃底、贲门和贲门下区的良性溃疡,常见老年人,多并发急慢性胃出血,较小的高位溃疡若发生于胃后壁易漏诊,其疼痛发作时可向背部及剑突下放射,还可向胸部放射,易误诊为心绞痛。老年人应警惕并发胃癌。

(5) 幽门管溃疡:指溃疡位于胃窦与球部交界处幽门管上,表现为进餐后疼痛,无节律性,由于易发生幽门痉挛和幽门梗阻,故常伴发进食后腹胀、恶心、呕吐等症状,其保守治疗效果差,往往需要行外科手术治疗。

(6) 球后溃疡:指发生于十二指肠球部远端的消化性溃疡,多发生于降部后内侧壁,乳头近端。其疼痛较重而持续、夜间疼痛明显,易出血穿孔,药物治疗效果差,因内镜观察位置差,漏诊率较高。

(7) 吻合口溃疡:指溃疡发生于消化道手术后吻合口上或吻合口附近肠黏膜上,一般术后 2~3 年为高发期,常并发反复出血。

(8) Meckel 憩室:是常见的先天性真性憩室,位于回肠末端,多数憩室内含有异位胃黏膜组织,其分泌胃酸引起溃疡,大

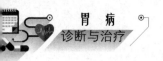

多无症状,但少数可能诱发肠套叠、肠梗阻及出血、穿孔。其治疗多以手术为主。消化性溃疡治疗上与 FD 不同的是,消化性溃疡以抗幽门杆菌及质子泵抑制剂治疗为主,若有大出血并发症可行内镜下止血治疗,保守失败或出现穿孔恶变者行外科手术治疗。

4. 慢性胆囊炎

慢性胆囊炎是指胆囊慢性炎症性改变,其临床有反复发作、病程迁延特点。其按病因分两类:胆囊结石类、非胆囊结石类。非胆囊结石类慢性胆囊炎发病因素可能是:①感染,来自肠道、胆道等细菌或病毒;②胆囊运动功能障碍;③胆汁酸代谢改变;④胆囊壁血管病变。慢性胆囊炎临床症状主要是反复发作右上腹或中上腹疼痛不适,有时可放射至肩部,尤其是多脂多油饮食后,常伴有上腹饱胀不适、嗳气,有时有低热、倦怠。严重时可有呕吐及高热,体征上有右上腹压痛,偶有 Murphy 征阳性,少部分患者可能出现巩膜黄染。

慢性胆囊炎患者可行常规实验室检查,在发作时可有血WBC 及中性粒细胞增高,血清胆红素及总胆固醇增高,肝酶以谷草转氨酶和碱性磷酸酶增高为常见,上腹部 CT 检查可发现结石及胆囊增大,壁增厚。上腹 B 超检查相对 CT 来说更敏感,可以发现胆固醇结晶、胆囊息肉。慢性胆囊炎内科治疗原则为抗炎、利胆、低脂饮食。有腹痛、消化不良症状应给予对症处理。

5. 慢性胰腺炎

慢性胰腺炎是胰腺实质持续性的炎症,腺体出现广泛的纤维化、腺泡和胰岛细胞萎缩,胰腺内分泌及外分泌功能受损,其典型临床症状为反复发作的慢性上腹痛,消化不良、腹泻、消瘦等。晚期可能有黄疸、胰腺囊肿、糖尿病等。慢性胰腺炎与FD不同,其病因国外多为酒精中毒,国内以慢性胆道疾病为主,其他少见者可能为营养不良、腹部创伤、代谢异常、自身免疫异常、血管病变、血色病、肝病、遗传性因素,以及B组柯萨奇病毒感染等。极少部分患者为特发性慢性胰腺炎,无明确病因。慢性胰腺炎患者疼痛是其主要症状,反复发作、间隔数月或数年,随病程进展发作次数逐渐频繁,最后可为持续性腹痛,多位于上腹,可偏左或偏右,部分可向肩背放射。发作时患者疼痛可随特殊体位改变而缓解,即采用前倾坐位、弯腰或侧卧蜷曲位可缓解,进食平卧可加重。而FD所致腹痛多为空腔脏器痉挛性腹痛,其发作与体位改变无关。

慢性胰腺炎患者需行实验室检查如下。

(1) 胰腺外分泌功能试验:直接刺激试验、间接刺激试验。

(2) 胰腺内分泌试验:血清胆囊收缩素测定、血浆胰多肽Ⅱ测定、血浆胰岛素测定。

(3) 吸收功能试验:粪便脂肪和肌纤维检查、维生素 B_{12} 吸收试验。

(4) 发作时可行血尿淀粉酶检查。

慢性胰腺炎患者需行影像学检查如下。

(1) 腹部超声:可以显示胆道情况,对胰腺诊断不如CT敏感,且部分肥胖患者会影响检查结果。

(2) 腹部CT:胰腺炎患者首选检查,可以明确胰腺形态、大小,周围有无渗出,胰腺是否有假性囊肿、钙化等。

(3) MRCP:属于无创的胆道造影。不仅可以明确胰腺情

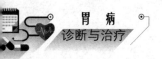
况,还可以明确胆道情况,检出是否属于胆源性胰腺炎。

(4) X线钡餐及腹部平片、敏感性不如 CT 及 MR,现已较少做。

(5) 逆行胰胆管造影:可以发现胰管有无变形、扭曲、狭窄扩张等,可以检查同时取石或支架置入以缓解因梗阻所致黄疸等问题。

(6) 超声内镜:目前超声内镜对慢性胰腺炎的胰管异常敏感性极高,还可辅助行胰腺穿刺检查及相关治疗,目前在胰腺胆道方面应用前景越来越广泛。

慢性胰腺炎诊断主要是临床症状加检查发现下列情况之一者即可诊断:①影像学检查有胰腺钙化、结石,胰管异常狭窄或扩张;②胰腺分泌功能异常降低;③组织学病理检查有慢性胰腺炎改变。慢性胰腺炎与 FD 不同,其可能导致下列严重并发症,如复发性胰腺炎、十二指肠梗阻、胰腺癌。其治疗首先针对病因采取戒酒、胆道择期手术等。由于此类患者疼痛剧烈,可用药物镇痛或腹腔神经丛阻滞,以提高患者生活质量。针对相关病因可行 Oddi 括约肌切开、胰管内置管、清除结石等介入治疗。并适当补充胰酶制剂及维生素等改善营养状况。慢性胰腺炎凡经内科保守治疗无效时可行手术治疗,其适应证为:长期顽固性腹痛不能耐受者、并发胰腺假性囊肿不能吸收,或者是胰腺脓肿、胰腺瘘管形成,因胰腺肿大等原因导致的阻塞性黄疸者、高度怀疑胰腺癌者。

6. 十二指肠淤积症

十二指肠淤积症是指各种原因引致的十二指肠阻塞,十二指肠近端扩张而产生的临床综合征,其主要临床表现间歇进食后上腹胀痛、恶心、呕吐、反酸。与体位改变有关,仰卧位时加重,侧卧或俯卧位减轻。该病可发生于任何年龄段,但以消瘦中青年女性多见,可呈急慢性发病,发作时可有特殊体征,如上腹部可见胃型、蠕动波和振水声。可导致该病的原因较多,最常见为肠系膜上动脉与腹主动脉间夹角过小引起,如肠系膜上动脉综合征。其常见原因如下。

（1）先天性原因:十二指肠远端狭窄或闭锁、环状胰腺压迫十二指肠、巨十二指肠或者是十二指肠冗长等。

（2）腹腔肿瘤:如胰腺癌、十二指肠肿瘤、腹主动脉瘤、腹膜后肿瘤、腹部淋巴瘤等。

（3）自身免疫性疾病:如系统性硬化症、Crohn 病等。

（4）胃十二指肠手术后粘连、狭窄等。

十二指肠淤积症患者常需行影像学检查如下。

（1）肠道 X 线钡餐检查:发作期可见十二指肠水平部钡剂突然中断或呈瀑布状下落,钡剂通过缓慢,可在十二指肠停留,近端可见肠管扩张或胃扩张。

（2）CT 肠系膜动脉造影:可以明确肠系膜动脉与十二指肠解剖角度改变。

（3）超声检查:超声检查理论上可以明确诊断,但由于肠道气体干扰对患者检查条件要求高,对实施检查医生技术水平要求也高,故实际上临床应用范围小,多采用 CTA 等检查已能明确诊断。

此病相对 FD 患者来说会造成下列严重并发症:肠狭窄、肠梗阻、十二指肠梗阻、营养不良等。一般无明显症状者不需要特

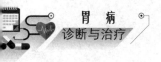

殊处理、症状明显时采用禁食、加强补液等措施可缓解症状,对频繁发作、内科保守治疗无效且患者治疗意愿强烈者,可行外科手术治疗。

功能性消化不良的治疗原则是什么

功能性消化不良主要采用对症治疗、遵循个体化治疗综合治疗原则。治疗目的是缓解症状、减少复发、提高生活质量。

功能性消化不良如何阶梯化治疗

FD 的治疗讲究个体化综合治疗。但由于该病是功能性疾病,需重视药物以外的治疗。一般首先需建立 FD 的分型诊断,并根据不同类型选择合适的药物。如果经过这些治疗症状仍不能显著缓解,需要升级治疗。其中需要首先考虑的因素是患者是否存在焦虑或抑郁等心理状态。有研究发现,对药物治疗无效且伴有明显精神心理障碍的患者,可选择三环类抗抑郁药或 $5HT_4$ 再摄取抑制剂。除药物治疗外,还可以进行专业医生指导下的行为治疗,认知疗法及心理干预等可能对这类患者有益。精神心理治疗不但可以缓解症状,还可以提高患者的生活质量。如果经过抗焦虑、抗抑郁治疗依然无效,则建议进行组织病理学、功能性检验,再次评估是否存在未发现的器质性疾病因素。

对胃动力障碍者可进一步行胃排空测试,对酸分泌过度患者可进行泌酸功能检测。但这些方法费用高、有创,且需要选择有条件的医疗机构,限制了其临床应用,建议仅在药物治疗效果差,且症状反复时选用。

治疗 FD 的药物有哪些

1. 抑制胃酸分泌的药物

对反酸的 FD 患者,控酸是其主要治疗方法,相关可供选择的有 H2 受体拮抗剂雷尼替丁、法莫替丁、西咪替丁等;质子泵抑制剂奥美拉唑、雷贝拉唑、兰索拉唑等,还有目前新上市的钾离子酸阻滞剂伏诺拉生。此类药物对上腹痛、灼热、烧心患者有一定效果,但不宜长期使用,因其长期控酸可能导致胃黏膜萎缩,同时破坏肠道微环境,增加患者感染艰难梭菌机会,H2 受体拮抗剂类还会影响性激素分泌,导致肾功能损害等。可采用间歇按需给药方式,发作时正规给药,症状好转时减量停用。

2. 促胃动力药

用于餐后饱胀不适的患者,常见以下几类药物。

(1) 拟胆碱能药,直接作用于平滑肌细胞,促进分泌乙酰胆碱,目前已基本不用。

(2) 多巴胺受体阻断药,通过阻断多巴胺产生而对上消化道蠕动起抑制作用、增强胃窦收缩、促进胃排空、减弱胃容受性舒张。常见有吗丁啉(多潘立酮)、胃复安(甲氧氯普胺)。

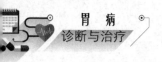

(3) $5HT_4$受体激动剂,可加速胃肠推进运动。此类药物有西沙比利、莫沙比利等。

(4) 胃动素受体激动药,促进胃排空。此类药物主要为大环内酯类抗生素,如红霉素及其类似物。

3. 消化酶制剂

为辅助治疗用药,此类药物包括复方消化酶、多酶片等,可改善餐后饱胀不适及食欲不振症状,可与促胃动力药物联用。

4. 抗焦虑、抑郁药物

对于有明显焦虑、抑郁症状的 FD 患者,可使用相关药物,常用的有二环类抗抑郁药物如阿米替林,还有三环类抗抑郁药,即具有抗 5-羟色胺作用的抗抑郁药物如氟西汀,使用时应注意相关药物副作用,停药换药需谨慎。

5. 抗幽门螺杆菌治疗

目前尚无法确定幽门螺杆菌感染在 FD 发病中是否发挥了作用,但最新的抗 HP 治疗专家共识是提倡有症状有条件就检测,阳性者建议有意愿应彻底清除,而不必要一定要有消化性溃疡或慢性胃炎。且抗幽门螺杆菌治疗有助于减少消化性溃疡、胃癌和胃黏膜相关淋巴瘤的风险。现在最新的抗幽门螺杆菌一线治疗方案提倡的是四联,即质子泵抑制剂＋铋剂＋两种抗生素(阿莫西林、克拉霉素、甲硝唑、四环素),左氧氟沙星因耐药量多,目前不提倡一线使用。

6. 胃黏膜保护剂

可在医生指导下服用胃黏膜保护剂,如达喜、惠加强、瑞巴派特等药物。

7. 中医中药治疗

我国中医博大精深,传承千百年,尤其在调理上更有独到的魅力。FD在中医上辩证为肝气郁结证、肝气犯胃证、脾胃气虚证等,进行辩证论因和针对性的改善。中医治疗分为两大类:①中医药治疗;②中医保健治疗。中医药治疗方面有中成药和中药膏汤治疗,中成药方面:保和丸、山楂丸具有和胃消食功能,适用于治疗因饮食不当所致的胃脘胀痛、食欲不振;复方鸡内金片具有健脾开胃、消积化食功效,可治疗因脾胃不和引起的食积腹胀、呕吐、腹泻等。膏汤药制剂方面有柴胡疏肝散、四逆散合沉香降气散、香砂六君子汤、三仁汤、半夏泻心汤加减等治疗。中医保健治疗,如在足阳明经脉及任脉上选取主穴位刺激,以及推拿、艾灸等方法。

功能性消化不良一般治疗与预后怎样

功能性消化不良的发作与不良生活饮食习惯、工作压力、焦虑心理等密切相关。一般治疗主要是针对个体详询病史,找出疾病的诱因,尽量是帮助患者正确认识并理解病情,避免焦虑情绪,改善日常生活中不良生活及饮食习惯,减少烟酒和服用胃肠损伤药物,必要时可咨询专业医生。FD经正规治疗后一般能治愈,预后良好,但部分患者可能出现症状反复,尤其是伴有焦虑心理者或者是必需长期用药等诱因者。

功能性消化不良的预防

功能性消化不良患者怎样进行日常生活管理

功能性消化不良主要应从个人日常生活管理、家庭护理方面着手。建立良好的自我生活模式,健康的家庭生活环境可以缓解工作生活压力、缓解焦虑抑郁情绪,从而减少 FD 的反复发作以达到治愈效果。

(1) 日常饮食中,应避免高脂高糖、刺激、辛辣、过烫、过冷饮食;少饮咖啡、茶、碳酸饮料等容易诱发 FD 的食物。进食易消化的食物,日常易消化食物主食有大米粥、小米等;菜类有白菜、菠菜、油菜等;肉类有鸡肉、牛肉、鱼、虾类。

(2) 饮食要规律、定时定量,避免暴饮暴食,要细嚼慢咽、注意合理营养,不要过度进食零食,也不宜长期夜间加餐,不要偏食。

(3) 饮食注意干净,少食油炸食品,尽量不进食隔夜饭菜,隔夜饭菜易产生亚硝酸盐,长期食用可至慢性萎缩性胃炎及消化道肿瘤。

(4) 饮水要择时,最佳饮水时间是晨起空腹时及每次进餐前1 小时,餐后立即饮水会稀释胃液,人们常认为的进餐时汤泡饭帮助营养吸收其实是错误的,用汤泡饭会影响食物消化。

（5）生活作息规律，不要长期熬夜，保证充足合理睡眠，也不宜过度嗜睡。

（6）保持良好心态，适当进行相关户外体育锻炼及力所能及的体力运动，可使心情愉悦。

如何做好功能性消化不良的家庭护理

患者长期患病，可能出现忧虑、多疑、恐惧、抑郁等心态，此时对家人可能产生过度的心理依赖，也可能认为自己是家人的负担而产生更多的愧疚感，因此家人应注意及时开导并与患者积极沟通、转移其注意力，减轻患者的心理压力，鼓励其多外出交流，正确对待疾病。

学会一些中医按摩方法。推脾土、三关等穴位，300次左右，以皮肤发红为宜，可两手交替按摩。

（许　俊）

上消化道出血的临床表现

消化道出血根据出血的部位分为上消化道出血和下消化道出血。上消化道出血是指 Treitz 韧带以上的食管、胃、十二指肠和胆胰等病变引起的出血，包括胃空肠吻合术后的空肠上段病变出血。上消化道出血常表现为急性大出血，是临床常见的急症。在高龄、有严重伴随疾病及复发性出血患者中死亡率高达 25%～30%。是消化内科的急危重症。

上消化道出血的常见病因是什么

上消化道出血最常见的病因是消化性溃疡、食管胃底静脉曲张破裂出血、急性糜烂出血性胃炎和胃癌。食管贲门黏膜撕裂综合征引起的出血亦不少见，多见于醉酒、反复恶心呕吐的患者，在呕吐胃内容物后出现呕血、呕血凝块。其他病因如下。

（1）食管疾病：食管炎、食管溃疡、食管肿瘤、食管损伤（器械检查、异物吞服、放射性损伤、强酸强碱或其他化学试剂引起的损伤）。

（2）胃十二指肠疾病：Zollinger-Ellison（卓-艾综合征）综合征、微血管异常（血管瘤、动静脉畸形、胃黏膜下恒径动脉破裂）、胃息肉、平滑肌瘤、间质瘤、平滑肌肉瘤、淋巴瘤、神经纤维瘤、壶腹部肿瘤、十二指肠憩室炎、急性糜烂性十二指肠炎、胃术后吻合口溃疡或吻合口糜烂、残胃癌、胃血吸虫病、胃或十二指肠克罗恩病、胃或十二指肠结核、嗜酸性胃肠炎、胃或十二指肠异位胰腺、异位胃黏膜等。

（3）相邻器官或组织的疾病：胆管或胆囊结石、胆道蛔虫病、胆囊或胆管癌、术后胆总管引流管造成的胆道受压坏死、肝癌、肝脓肿、肝血管瘤破入胆道。胰腺癌、急性胰腺炎并发脓肿破溃。主动脉瘤破入食道、胃或十二指肠。纵隔肿瘤或脓肿破入食管。

（4）全身性疾病：过敏性紫癜、遗传性出血性毛细血管扩张、动脉粥样硬化、血小板减少性紫癜、白血病、弥漫性血管内凝血、尿毒症、结节性多动脉炎、应激相关性胃黏膜损伤。

上消化道出血的典型症状是什么

上消化道出血的临床表现取决于出血量及出血速度。呕血及黑便是上消化道出血的特征性表现。上消化道出血后均有黑便。出血部位在幽门以上常常伴有呕血。若出血量比较小，出血速度比较慢，出血部位即使在幽门以上也可以无呕血。若幽门以下出血如出血量大、速度快，可因血反流入幽门进入胃腔引起恶心、呕吐而表现为呕血。如果出血速度快，出血量大，血未经胃酸充分混合即呕出，则为鲜红色或带有凝血块；出血后血液在胃内经胃酸作用变成酸化血红蛋白而呈咖啡色。黑便或柏油样便是因为血红蛋白中的铁经肠内硫化物作用形成硫化铁所致，如果出血量大，血液在肠道内停留时间短，粪便可呈暗红色。

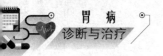

消化道出血止住后三天左右会排出正常黄色大便。

　　由于急性大量失血循环血容量迅速减少而导致周围循环衰竭，多见于短时间内出血量＞1 000 ml 的患者，一般表现为头晕、心悸、乏力，平卧位突然起立时发生晕厥、肢体冷感、心率加快、血压偏低等，严重者出现休克状态。

　　急性大量出血后均有失血性贫血，血红蛋白浓度、红细胞计数与血细胞比容下降，在出血的早期，由于周围血管收缩和红细胞重新分布等生理调节，可无明显变化。在出血后组织液渗入血管内以补充失去的血容量，使血液稀释，一般经过 3～4 小时后才出现贫血，出血 24～72 小时血液稀释到最大限度。急性出血患者为正细胞正色素性贫血，在出血后骨髓有明显代偿性增生，可暂时出现大细胞性贫血，慢性失血则呈现小细胞低色素性贫血。出血 24 小时内网织红细胞即见增高，至出血后 4～7 天可高达 5%～15%，之后逐渐下降至正常。如果出血未止，网织红细胞可持续升高。

　　上消化道大出血后可出现低热，持续 3～5 天后降至正常。由于大量血液蛋白质的消化产物在肠道被吸收，血中尿素氮浓度可暂时增高，称为肠源性氮质血症。一般于出血后数小时血尿素氮开始升高，24～48 小时达高峰，大多不超过 14.3 mmol/L，出血停止后 3～4 天降至正常。

如何判断上消化道出血的出血量

　　呕血与黑便的频次与量对出血量的估计有一定的帮助，但由于出血大部分积存于胃肠道,且呕血与黑便分别混有胃内容物与粪便,因此不可能据此对出血量做出精准的估算。据研究,成人每日上消化道出血 5~10 ml,粪便隐血试验可呈阳性;每日出血量 50~100 ml 可出现黑便,每日出血量在 200~300 ml 出现呕血;每日出血量>400~500 ml,可出现全身症状,如头晕、心慌、乏力等,短时间内出血量>1 000 ml,可出现周围循环衰竭表现。出血后血容量减少导致相应的循环改变而引起面色苍白、心悸、尿少、神志改变,以及脉搏改变,对于出血量的估计十分有帮助。

(1) 失血量在血容量 10%(400 ml 左右)以下时可无循环功能不全的全身表现。

(2) 失血量短期内达到血容量 20%(1 000 ml 左右)即可发现手掌横纹红色消失,血压测量收缩压在 100 mmHg 以下,坐位较卧位血压下降 10 mmHg 以上,且脉搏增快 20 次/分以上。

(3) 出血量更大时即致明显失血性休克。

更简单的方法是根据心率和收缩压的改变,计算出休克指数(心率÷收缩压),可以反映出血的严重度(表 1)。

表 1　失血量与休克指数的关系

心率(次/分)	收缩压(mmHg)	休克指数	失血量(%)
70	140	0.5	0
100	100	1	30
120	80	1.5	30~50
140	70	2	50~70

出血程度也可以根据血细胞比容(hematocrit, Hct)变化,

应用简单公式计算如下：

$$失血量＝BV_1－(BV_1×Hct)/Hct_1$$

其中血容量(BV_1)以体重 7%～8% 计，Hct_1 为估计血细胞比容，以 42% 计；Hct 为实测血细胞比容。

哪些情况需要立即就诊

如果出现呕血、呕咖啡样胃内容物、黑便、血便，伴或不伴有头晕、出汗、黑蒙、晕厥的情况，必须马上就近就医。尤其有肝硬化病史伴食道胃底静脉曲张、脑梗死病史，口服阿司匹林、冠状动脉粥样硬化支架植入病史，口服阿司匹林或氯吡格雷、冠状动脉粥样硬化房颤病史，口服氯吡格雷或其他疾病需长期口服抗凝药物的患者出现上述情况需马上就医。

黑便一定是上消化道出血吗

上消化道出血典型临床表现是呕血、黑便。但是出现黑便不一定是上消化道出血，需排除以下几种情况。

(1) 近期进食某些食物，比如动物鲜血制品猪血肠、鸡血、鸭血后解黑便。

(2) 进食红心火龙果后解黑便。

(3) 口服某些药物如铋剂、铁剂等情况。因为在酸性环境下铋与溃疡面的黏蛋白形成螯合剂,覆盖于胃黏膜上发挥治疗作用,促进胃上皮细胞分泌黏液,抑制胃蛋白酶活性,促进前列腺素分泌,对胃黏膜有保护作用。但是铋剂可以引起舌苔、牙齿黑染、黑便等不良反应。

(4) 口腔或鼻出血经口吞咽后出现黑便。

(5) 右半结肠肿瘤,如果患者平时便秘,排便时间久,肿瘤破溃出血量小,也可出现黑便。

上消化道出血的诊断与治疗

上消化道出血诊断依据有哪些

根据呕血、黑便、失血性周围循环衰竭的临床表现,呕吐物及便隐血试验阳性,血红蛋白、红细胞计数及血细胞比容下降的实验室证据可做出诊断。但是要排除以下情况。

(1)肺结核、肺癌、支气管扩张、肺脓肿等引起的咯血也是经口排出,以及吞咽血液后出现的黑便。咯血一般颜色为鲜红,血中混有痰或泡沫,伴随的症状有咽痒、胸闷、咳嗽等。

(2)口、鼻、咽喉部出血流入口腔。尤其是鼻外伤、跌倒后鼻出血误认为是消化道出血。

如何快速判断是否为上消化道出血

在到达医院之前,如果患者出现黑便、柏油样大便、血便,为快速判断是否来自上消化道,家属可以通过观察排泄物形态是否与平时不同,嗅其气味是否有血腥气来初步判断,千万不可自认为大便颜色变黑是吃了酱油、吃了黑糯米饭的缘故。如果患者同时出现出冷汗、乏力、脸色苍白,需要立即急诊就医,并携带患者的排泄物或呕吐物作为标本。

到院后为了快速判断是否上消化道出血,医生通常会建议呕吐物或排泄物隐血试验检测。除此之外,还可以置入胃管,用生理盐水反复冲洗胃腔后抽出胃内容物,观察是否有出血,也可以做急诊胃镜直观的观察胃部及十二指肠球部、降段情况判断出血的来源。

哪些检查有利于上消化道出血的病因诊断

胃镜是上消化道出血诊断的金标准,可以直观地判断出血的病因、部位、有无活动性出血等。腹部超声可以了解肝脏形态、门静脉直径、脾脏的大小,对肝硬化失代偿期食道胃底静脉曲张破裂出血的患者提供参考。对于胃镜、腹部超声均不能明确的上消化道出血,选择性腹腔动脉造影[数字减影血管造影(digital subtraction angiography, DSA)]可以有助于明确出血的部位。

胃镜检查是必要的吗

胃镜是目前上消化道出血病因诊断的金标准。要在出血后12～48小时内行胃镜检查明确出血的原因,也称急诊内镜检查。这样能够提高出血病因的诊断率。胃镜检查可以根据病变的特

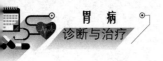

征来判断是否继续出血及再出血的风险,并且可以进行内镜下的止血治疗。当然做急诊内镜之前要进行输液、纠正休克、改善贫血等,确保生命体征尽可能平稳时再做胃镜检查。

胃镜检查的适应证有哪些

胃镜检查的适应证包括:①失血原因不明,有呕血或出现黑便、柏油样大便;②不明原因的消瘦;③上腹部不适、腹痛、恶心、呕吐、反酸、腹胀等情况;④X线钡餐、腹部CT、胃超提示食道、胃、十二指肠形态改变;⑤肝硬化患者了解食道胃底静脉曲张的程度或食道、胃部异物、息肉需内镜下治疗者;⑥需要长期随诊的情况,胃溃疡、胃息肉、萎缩性胃炎、Barrett食管等;⑦40岁以上有肿瘤家族史者。

胃镜检查的禁忌证有哪些

胃镜检查的禁忌证包括:①精神失常、老年痴呆不能配合者;②严重心肺功能不全或器质性病变者,如心力衰竭、严重的心律失常、呼吸衰竭、呼吸困难者;③可疑上消化道穿孔或穿孔急性期;④咽喉部疾病内镜不能插入者;⑤胃、食道化学性灼伤急性期;⑥脊柱严重畸形者。

消化道出血一定需要做胃镜吗?
还有其他的检查方法吗

　　胃镜检查是在内镜直视下来判断病灶的部位、大小、形态及数目,并且结合活检病理结果,判断病灶的良恶性。是诊断上消化道出血的金标准。如果害怕做胃镜,可以选择无痛胃镜,只要无明显心、肺功能异常均可耐受无痛胃镜(除高龄、严重的心、肺功能病变外)。如果不选择胃镜,可以在非活动性出血期(因为做此检查时需要机械手辅助,可加重出血),选择上消化道钡餐检查来明确病灶,钡剂填充溃疡的凹陷部分所造成的龛影是诊断溃疡的直接征象。侧面观龛影突出胃壁轮廓以外,呈半圆形或长方形。正面观龛影呈圆形或椭圆形的密度增深影,因为溃疡周围组织炎症水肿,龛影可观察到透亮带。目前胃超检查也可有效诊断消化性溃疡。患者检查前口服 500 ml 左右胃窗,检查者采取坐位或站位,胃超可以检测出最小 2~3 mm 的病灶,对于早期肿瘤如早期胃癌有较好的检出率,但视操作者经验而有所不同。虽然上消化道钡餐和胃超也是检测消化性溃疡的一种手段,但胃镜检测才是金标准。

上消化道钡餐检查重要吗

　　上消化道钡剂造影是经过吞食硫酸钡后,通过钡剂经食道

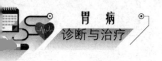

到达胃、十二指肠部位的显影过程中,进行上消化道疾病的诊断方法。适用于有胃镜检查禁忌证或不愿意进行胃镜检查者,对于胃镜检查不能明确病因的,怀疑出血部位在十二指肠降段以下有特殊的诊断价值,一般要在出血停止后数天才能进行。对于食管癌、食管憩室、食道息肉、食道溃疡、反流性食管炎、胃溃疡、胃癌、胃息肉、十二指肠球溃疡及胃十二指肠蠕动异常等均能做出清晰的诊断。

腹部 CT 等影像检查有何差异

腹部超声可显示肝胆胰脾轮廓等,对肝癌、肝脓肿、胰腺癌及胆道结石有较大价值,判断腹水和腹腔内实质性肿块有一定价值,还能监视或引导各种穿刺。腹部 CT 敏感度和分辨率高,可反映轻微的密度改变,对病灶的定位和定性效果较佳,尤其适合于实质脏器的占位和弥漫性病变。MRI 系质子和原子于自转时产生的电在强磁场内使之排列成行而转为影像。人体组织的氢原子核(即质子)属敏感的核子,是 MRI 成像的主要因素。MRI 不含放射线,显示的图像反映组织的结构不仅是密度的差别,而且清晰、层次感强。对占位性病变的定性诊断尤佳,多用于肝、胰腺及脾等实质性脏器疾病的诊断。磁共振胰胆管成像(MRCP)是借助 MRI 进行胰胆管检查的一种技术,主要用于了解外部形态。

止血药物治疗是必需的吗

静脉止血药物对于非静脉曲张性上消化道出血疗效尚不明确,而且会加重心脑血管血栓的风险,故不推荐作为一线用药。但是对于上消化道出血的高风险人群,建议家中常备止血药物,比如云南白药,出现呕血或黑便后,立即口服能明显减少就医途中出血量。

哪些情况需要输血

频繁出现呕血及黑便,呕鲜血或有血凝块、血便,伴有大汗、心慌、头晕、四肢厥冷或晕厥,血常规中血红蛋白低于 70 g/L,需要马上输血来纠正贫血及补充血容量。如果出现低血压休克、心率超过 100 次/分,即使血红蛋白大于 70 g/L,也是临床输血的指征,因为血红蛋白这一推荐阈值不适用于急性活动性出血的人群。在急性失血的情况下,由于血液浓缩,血红蛋白值最初可能无明显下降。在这种情况下,输血不应仅根据当前的血红蛋白水平来确定,而应综合考虑预期的血红蛋白下降和患者的临床状况。

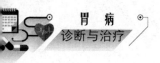
内镜下的治疗措施有哪些

内镜下止血起效迅速、疗效确切。自从有了消化内镜的应用,对于消化道出血的患者大部分能通过内镜诊断病因,减少了外科手术探查,为患者节约了住院费用,减少了住院天数,也减轻了患者的痛苦。常用的内镜下止血措施包括:药物局部注射、热凝止血、机械止血三种方法。在内镜下止血前,对于严重的大出血或急性活动性出血者必要时可使用红霉素 250 mg 静滴,可显著减少胃内积血量、使内镜检查时视野清晰。常用的药物注射可选用 1∶10 000 去甲肾上腺素盐水,病变周围注射以起到压迫止血效果。近几年临床常用高渗糖-组织胶-高渗糖于病灶出血点周围四点注射,止血效果突出。止血粉喷洒对于出血量不多的情况下适用。止血粉末仅黏附于活动性出血的病灶,但不会促使组织愈合。止血粉末在出血部位停留时间约为 24 小时,溃疡出血患者单独使用的立即止血率可达 90%,但再出血率极高。故单单喷洒止血粉末可能无法完全治愈有活动性溃疡出血的患者,但它可用作临时止血措施,并且应该联合使用其他的内镜止血技术。热凝止血包括高频电凝、氩离子凝固术(argon plasma coagulation, APC)热探头、微波等方法,止血效果可靠,但是需要一定的设备和操作者的技术经验。机械止血目前主要采用各种止血夹,尤其适用于活动性出血,但对于某些部位的病灶难于操作导致止血失败,比如溃疡面血管头裸露活动性出血,因溃疡面组织病变导致止血夹难以夹闭溃疡处的血管而导致止血失败。对于内镜下止血后再出血风险高的患者，如果血流动力学状态不稳、严重贫血(80 g/L)、活动性出血、巨大溃疡、呕血等，在进行止血、使用PPI(质子泵抑制剂)后可考虑内镜复查，如病变部位还存在活动性出血，可再次内镜下选择止血措施以达到止血目的。

哪些情况需要手术治疗

①对于经内科积极抑酸、止血、输血、补液等对症治疗后，仍有生命体征不平稳、低血压休克、频繁呕血或黑便、血便等活动性出血的情况；②经各种检查不能够明确出血病因诊断的；③经内镜或放射介入治疗(血管造影)失败的上消化道出血病情凶险者；④出现急性穿孔；⑤瘢痕性幽门梗阻；⑥不能排除恶性溃疡的可进行外科手术治疗。

上消化道出血的预防

哪些情况是上消化道出血的高危因素

　　目前针对不同病因所致上消化道出血高危患者的定义尚无一致标准。合并肝病、肾功能不全、败血症及各种危重症人群的消化道出血风险显著升高是国内外专家、学者的共识。上消化道出血的高危因素包括：①重症监护室的危重症患者应激性胃肠黏膜损伤和出血风险增加；②幽门螺杆菌感染的消化道溃疡出血风险显著增加；③长期需口服小剂量阿司匹林和抗血小板药物；④长期需口服非甾体类抗炎药物且幽门螺杆菌阳性的人群；⑤存在上消化道肿瘤的患者；⑥上消化道肿瘤切除术后吻合口出血；⑦肝硬化失代偿期食道静脉曲张；⑧凝血功能障碍，如血友病；⑨再生障碍性贫血；⑩血小板减少性紫癜等。

上消化道出血的预防药物怎样选择和使用

　　近年来，随着以阿司匹林为代表的非甾体类抗炎药物和抗血小板聚集药物的广泛应用[除阿司匹林外，非甾体类抗炎药物还包括对乙酰氨基酚、吲哚美辛、萘普生、萘普酮(萘丁美酮)、双氯芬酸、布洛芬、塞来昔布、尼美舒利和罗非昔布等],药物引起的上消化道出血日益增多,越来越多地受到专家学者的重视,并制定了急性非静脉曲张性上消化道出血多学科防治专家共识(2019版)。共识中详细说明了需要预防性使用药物的情况:

(1) 重症监护室危重症患者在发病24小时内即可合并急性胃黏膜病变引起上消化道出血。75%～100%的危重症患者合并胃黏膜损伤,其中8%发生应激性溃疡并出血,1%发生穿孔。一旦发生了出血、穿孔,死亡率达到50%～80%。预防危重症患者上消化道出血的药物有H2受体阻滞剂(西咪替丁400 mg,一天两次;雷尼替丁150 mg,一天两次)和质子泵抑制剂(艾司奥美拉唑40 mg,一天两次;兰索拉唑30 mg,一天两次;泮托拉唑80 mg,一天两次;奥美拉唑40 mg一天两次)。

(2) 合并幽门螺杆菌感染的患者,根除幽门螺杆菌是幽门螺杆菌阳性消化性溃疡患者的基础治疗,是促进溃疡愈合、预防复发和溃疡出血的有效措施。由于近年来幽门螺杆菌耐药性逐年增加,临床上很多专家和学者在根除幽门螺杆菌时首选四联药物(一种质子泵抑制剂＋铋剂＋两种抗生素)。通常标准剂量质子泵抑制剂为艾司奥美拉唑20 mg、雷贝拉唑10 mg(或20 mg)、奥美拉唑20 mg、兰索拉唑30 mg、泮托拉唑40 mg、艾普拉唑5 mg,以上选一。标准剂量铋剂选择220 mg,一天两次。标准剂量抗生素为阿莫西林1 000 mg,一天两次;克拉霉素500 mg,一天两次;甲硝唑400 mg,一天三至四次;呋喃唑酮100 mg,一天两次;左氧氟沙星500 mg,一天一次,或200 mg,一天两次;四环素500 mg,一天3～4次。

（3）长期服用低剂量阿司匹林和抗血小板药物相关上消化道出血的预防。有研究显示,长期服用低剂量阿司匹林继发上消化道出血的年发生率为 0.6%,出血风险升高 1.6 倍。有分析研究表明,H2RA 和 PPI 预防双联抗血小板治疗患者上消化道出血的效果差异无统计学意义。对于无法停用 NSAIDs 的患者,目前指南或共识性文献多提倡应用环氧化酶-2(cyclooxygen-ase-2, COX2)抑制剂联合 PPI 预防消化性溃疡及其出血并发症。

（4）内镜下黏膜剥离术后的人工溃疡相关上消化道出血的预防。随着我国内镜技术的不断发展,胃肠黏膜的病变可以通过内镜下黏膜剥离术(endoscopic submucosal dissection, ESD)来切除而无须外科手术。剥离的深度常常超过黏膜层,又称为人工溃疡,这个部位的血管可能在各种理化因素的作用下破裂出血,促进溃疡尽快愈合可降低迟发性出血风险,术后建议应用PPI(质子泵抑制剂):①常规剂量,一天两次,连服 3～5 天。若发生术后迟发性出血,高危患者推荐大剂量方案,如艾司奥美拉唑 80 mg 静注,每小时 8 mg,维持 72 小时;②当考虑出血停止后继续口服,维持 4～8 周。

（5）特发性消化性溃疡相关的上消化道出血预防。这一类溃疡是指与阿司匹林等非甾体类抗炎药物和幽门螺杆菌感染无关,且无其他明确致病因素,如肿瘤和卓-艾综合征等。建议该类人群长期应用质子泵抑制剂抑酸治疗。

（6）上消化道肿瘤所致出血的预防。由于肿瘤组织缺血性坏死,以及表面形成溃疡或肿瘤侵蚀血管等可致上消化道出血。

恶性肿瘤患者一旦合并消化道出血,再出血风险大,往往提示预后不良。上消化道肿瘤合并出血患者的预防性保守治疗效果较差。对于无法手术切除的上消化道肿瘤,积极监测幽门螺杆菌感染并及时做根除治疗,可降低出血导致的病死率。因此,对于上消化道肿瘤,肿瘤的根治或姑息性切除是预防出血的最佳措施。

如何根据病因预防上消化道出血复发

上消化道出血最常见的病因有胃癌、急性胃黏膜病变、肝硬化食道胃底静脉曲张破裂出血及胃溃疡。怎样预防上消化道出血的复发呢?

对于胃癌患者,如果已经行胃癌根除术,那么术后患者要预防吻合口溃疡发生,要避免进食过快过饱,避免辛辣刺激的食物,避免食用促进胃肠蠕动的食物比如咖啡、浓茶等。如果进食后有上腹痛、反酸等症状,可以口服瑞巴派特 0.1 g,一天三次;铝碳酸镁 0.5～1 g,一天三次嚼服,保护胃黏膜中和胃酸。如果行胃镜检查发现残胃-吻合口炎,可以口服西咪替丁、法莫替丁、雷尼替丁等 H2 受体阻滞剂,兰索拉唑、雷贝拉唑、奥美拉唑、泮托拉唑等质子泵抑制剂。通常的剂量为:西咪替丁 400 mg,一天两次;雷尼替丁 150 mg,一天两次;法莫替丁 20 mg,一天两次;兰索拉唑 30 mg,一天一次;奥美拉唑 20 mg,一天一次;泮托拉唑 40 mg,一天一次;雷贝拉唑 10 mg,一天一次;埃索美拉唑,20 mg,

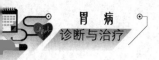
一天一次。

在胃癌不能行根治术的保守治疗情况下,需检测幽门螺杆菌,积极根除可降低胃癌并出血的发生,单独予 H2 受体组织剂或质子泵抑制剂预防上消化道出血效果不佳。

早在 1842 年 Curling 首次报道严重烧伤后的急性十二指肠溃疡,那个时候人类就发现了胃黏膜对于危重疾病中的血流动力学变化极其敏感,易患急性胃黏膜损伤,出现出血、糜烂、溃疡等,严重者可导致消化道穿孔甚至死亡。对于 ICU 的危重症病例(需使用呼吸机超过 48 小时、严重烧伤、严重创伤、急性肝肾功能衰竭、多器官功能衰竭、休克、持续低血压、大剂量使用激素、长期使用免疫抑制剂等)需预防使用 H2 受体阻滞剂或质子泵抑制剂预防急性应激性胃黏膜病变。对于肝硬化食道胃底静脉曲张,除了饮食上避免坚硬、辛辣刺激性食物外,还应该口服选择性 β_2 受体来降低门静脉压力预防出血,如果经常出现上腹部隐痛、反酸等可能合并门脉高压性胃病时,可以口服 H2 受体阻滞剂、质子泵抑制剂。胃溃疡好发于秋、冬季节及冬、春季节,积极监测及根除幽门螺杆菌感染可预防溃疡的发生和复发。避免情绪激动、长期精神紧张、焦虑或情绪波动,戒烟,避免高盐饮食。

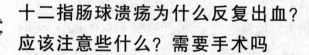

十二指肠球溃疡为什么反复出血? 应该注意些什么? 需要手术吗

这是一位门诊十二指肠球部溃疡的患者,35 岁,有吸烟史,每天20～30支香烟;不饮酒;有吃夜宵的习惯,晚上11点至12点会吃夜宵;有熬夜、喝茶的习惯,晚上看手机或和朋友打牌、聊天,基本上凌晨1点半到2点入睡;有晚起的习惯,大概上午10点左右起床,早饭和中饭合并,大概为10点半到11点钟。

这位患者基本上2～3年会出现一次黑便,住院观察,做胃镜均是十二指肠球溃疡。^{13}C呼气试验阳性,根除治疗2次均因未按时服药根除失败。

前面讲过,消化性溃疡的发生是一种或多种侵袭损害因素对黏膜的破坏超过了黏膜的抵御损伤和自身修复能力引起的。胃酸和胃蛋白酶的自身消化是形成溃疡的主要原因,早在1910年就有专家提出"无酸,无溃疡"的概念。胃蛋白酶原的激活依赖胃酸的存在,所以胃酸的存在是溃疡发生的决定性因素。胃酸的分泌受一系列的神经体液调节。十二指肠球溃疡患者胃酸明显增高,而胃溃疡的患者胃酸分泌量正常或低于正常,可能与胃酸分泌正常反馈抑制机制缺失有关。正常人胃窦部pH降至2.5以下时,明显抑制G细胞分泌的胃泌素。当食团和胃酸进入十二指肠后,刺激十二指肠和小肠黏膜释放胰泌素、胆囊收缩素和血管活性肠肽等物质,这些激素具有抑制胃酸分泌的作用,部分十二指肠球溃疡患者存在胃窦部G细胞功能亢进和胃酸反馈抑制作用缺酸。

95％～100％的十二指肠球溃疡患者均感染幽门螺杆菌。据一项前瞻性调查显示,幽门螺杆菌感染者溃疡发生率为13％～23％,显著高于非幽门螺杆菌感染者。根除幽门螺杆菌可有效地促进溃疡愈合、缩短溃疡愈合时间和减少溃疡复发。

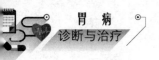
不良的饮食习惯和生活习惯如长期吸烟使消化性溃疡发病率显著增高,并且不利于溃疡的愈合且容易复发,该患者有吸烟习惯,烟草刺激胃酸分泌增加,血管收缩,抑制胰液和胆汁的分泌而减弱了胰液和胆汁在十二指肠内中和胃酸的能力,导致十二指肠持续酸化;吸烟使幽门括约肌张力减弱,胆汁反流,破坏了胃黏膜屏障。夜间进餐、胃排空延迟均刺激胃酸分泌,进餐后卧床不运动,易消化不良。生活习惯不规律,晚睡晚起,上午10点左右起床,此时胃酸分泌量较高,易出现消化性溃疡。

这类患者需要注意的是:改掉不良生活习惯,不熬夜,晚上10—11点就寝;早上7—8点进食早餐,一日三餐规律;戒烟;根除幽门螺杆菌。如果做到以上几点,十二指肠球溃疡可治愈。

因其极少会发生恶变,故患者无须担心复发会带来恶性结果。如并发上消化道出血,予积极抑酸、补液、输血等治疗均能很好地止血。只有在积极内科药物、输血治疗后生命体征仍然不平稳,消化道出血未止并且出现消化道大出血、失血性休克危及生命的情况下才选择手术,溃疡处修补缝合达到止血目的。目前临床上药物和止血措施及输血、内镜下止血术均能达到很好的止血目的。外科手术者甚少。

(王 鸿)

胃肿瘤是胃部肿瘤性病变的统称,包括良性肿瘤和恶性肿瘤。

胃良性肿瘤按病变起源可分为上皮性肿瘤和非上皮性肿瘤。起源于黏膜表面的良性肿瘤主要为胃息肉,起源于黏膜下的良性肿瘤包括胃间质瘤、胃神经组织肿瘤、胃脂肪瘤、胃纤维瘤、胃血管瘤、胃异位胰腺等。其中除异位胰腺外,均起源于间叶组织。

胃恶性肿瘤分为起源于胃黏膜上皮的恶性肿瘤如胃癌,以及起源于上皮组织以外的恶性肿瘤,如胃平滑肌肉瘤、胃恶性淋巴瘤、胃恶性间质瘤、胃肉瘤、胃神经内分泌肿瘤、继发性胃肿瘤等。

胃的良性肿瘤一般无症状,多在检查胃镜时偶尔发现。胃的恶性肿瘤早期一般不会有很明显的症状,中晚期会出现腹胀、腹痛、纳差、呕血黑便、进行性消瘦、早饱等表现。

胃良性病变有一定概率转变为恶性,应定期监测,以便早发现、早诊断、早治疗。

胃息肉

什么是胃息肉

胃息肉是指胃黏膜表面凸出来的赘生物,常呈球形、半球形或桑葚状,有些息肉带有细长或较宽的蒂。胃的各个部位均可发生,以胃窦部多见。

胃息肉有哪些类型

胃息肉的病理性质是影响其治疗及预后的参照标准,因此一般按照病理组织学特点对其进行分类。胃息肉可以分为肿瘤性息肉(腺瘤性息肉)及非肿瘤性息肉(增生性息肉、炎性息肉、错构瘤性息肉等)。

腺瘤性息肉与遗传因素有一定关系,发病以胃窦部多见,部分息肉会发生癌变。按病理类型可分为管状腺瘤、绒毛状腺瘤,后者癌变概率更高。直径大于 2 cm,表面有糜烂的息肉发生癌变概率更大。

非肿瘤性胃息肉多数是由于胃黏膜的慢性炎症反复刺激造成的上皮细胞增生。此类息肉癌变概率较小。

胃息肉有何临床表现？如何诊断胃息肉

胃息肉临床上多无明显症状，多为胃镜检查时偶然发现。

胃息肉性质的确定需依赖病理学检查，因此胃镜检查发现息肉时需进行活检。超声胃镜检查有助于了解病变生长方式、病变层次来源，对病灶良恶性的鉴别有一定意义。

胃息肉会癌变吗

胃息肉非常常见，其中一部分息肉确实有癌变的风险，但并非所有的胃息肉都会癌变。胃息肉中大部分为增生性息肉，这种息肉的癌变概率非常小，我们需要关注的是那些癌变风险高的息肉。已经明确的高风险胃息肉是腺瘤性息肉，但其发生胃癌的风险高低还与息肉的大小、形态、发生部位、息肉数量有关。一般认为，大于 2 cm 的胃腺瘤性息肉，癌变的风险达到 50% 左右。目前针对胃息肉的内镜治疗技术非常成熟，已经可以完全根治这种病变，因此不必过分紧张。总之，胃息肉是一种良性的病变，只要规范的诊治及随访，可以很大程度上避免其发生癌变。

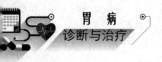

所有的胃息肉都需要切除吗

不是。胃息肉的切除治疗一般指的是胃镜下切除,其治疗指征取决于胃息肉的类型。胃息肉根据其组织学特点分为4类:增生性息肉、胃底腺息肉、腺瘤性息肉和特殊类型息肉,其中增生性息肉占绝大多数。根据目前的诊治指南,必须切除的息肉特征是绒毛状腺瘤和宽基底、直径>2 cm。不需要切除的息肉是胃底腺息肉。但是,对于暂时没有治疗指征的息肉,需要考虑到息肉在各种不良刺激下可能发生远期异常增生乃至癌变,因此,鼓励此类患者定期行内镜随访。

对于个位数的胃息肉,建议及时行内镜下治疗,如果是多发的腺瘤性息肉,则建议进一步排除家族性腺瘤病。此外,尽管胃镜下的活检对息肉有一锤定音的作用,但病理结果的准确性还受到内镜筛查技术及活检技术水平的限制,如果息肉形态上有高风险息肉的特点,病理结果出现不一致,则建议及时复查内镜。

胃息肉的治疗方式有哪些

明确诊断胃息肉的,首选内镜下治疗。小于 5 mm 的息肉,可以采用钳除、热凝,大于 5 mm 的息肉则主张切除,切除方式有冷切、热切，较大的息肉还可采用黏膜切除术、黏膜套扎术。原则上息肉切除后标本需整体取下做病理，以确定有无局部癌变。发现有局部癌变者，如明确已完整切除病灶的可采取短期内复查，如发现有癌组织残留的需追加根治手术。如息肉过大、蒂部粗宽，或者病理明确有癌变，则第一次治疗就应该选择外科手术。

胃息肉治疗后需要注意什么

胃镜下治疗是胃息肉的首选治疗方式，几乎设有内窥镜室的医院都在大量开展这项技术。胃息肉内镜下治疗会对胃黏膜造成不同大小的创伤，创面的大小和深度与病变的尺寸和采用的治疗方式有关。一般小于 5 mm 的息肉治疗后需要禁食 2～3 小时，此后可由冷流质开始，2～3 天内过渡至正常饮食。大于 5 mm 的胃息肉，常采用胃黏膜切除的方式，可能会形成局部溃疡，为了及时发现及处理出血、穿孔等并发症，建议留院观察一天，并接受药物治疗，根据次日症状，由专业医生决定是否继续观察，一般情况下 2～3 天可逐步开放饮食。

胃黏膜修复速度很快，大部分患者胃息肉治疗后都可以短期内恢复正常生活，但仍有部分患者会出现迟发性出血等并发症，故仍建议一周内避免暴饮暴食、饮酒、进食辛辣刺激食物，并配合医嘱服用药物，如果出现进食后腹痛或解黑便等情况，请及时至医院复诊。

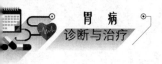

⊶ 胃息肉治疗后就万事大吉了吗

　　当然不是。胃息肉治疗后的标本会被再次送至病理科行完整的病理学观察,这一次的病理结果才是对这枚息肉的全面评估。相当一部分患者胃息肉切除术后标本都被发现更深层次的病变,甚至局灶癌变,一旦发生这种情况,则可能需要追加手术治疗。因此,治疗结束后,一定要回院了解最后的病理结果,并再次至消化内镜医生处就诊,接受随访指导。一般建议息肉治疗后至少一年内复查一次胃镜,如果没有异常发现,可隔3~5年复查。

胃间质瘤

什么是胃间质瘤

　　胃肠间质瘤(gastrointestinal stromal tumors, GISTs)是间叶细胞起源的一类少见肿瘤,病因未明,发病率约占胃肿瘤的1%,发病年龄多在 50 岁以上,40 岁以前少见,无性别差异。胃间质瘤的好发部位为胃底及胃体,多起源于胃壁肌层,可以为胃壁浅肌层,也可以是胃固有肌层,肿瘤多呈类球形,向胃腔内或腔外生长,小至数毫米,大至 5 cm 甚至更大。

胃间质瘤有什么临床症状

　　较小的间质瘤可以没有任何症状。较大的间质瘤(一般指2 cm 以上)可以因瘤体生长出现胃壁刺激性的疼痛,胃底瘤体占位效应导致胃容量减小出现进食后腹胀,位于胃窦或幽门前区的较大间质瘤还可以出现幽门梗阻症状,而贲门处的间质瘤可以随进食及吞咽出现节律性的胸骨后及剑突下不适。间质瘤血管丰富,瘤体较大的间质瘤比较容易出现溃疡,继发消化道出血。总之,胃间质瘤的主要症状包括腹痛、腹胀、恶心、呕吐、胸

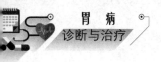

骨后不适、消化道出血等,但都不具备特异性。

间质瘤会癌变吗

间质瘤是一种有恶变倾向的良性肿瘤。目前的观点认为,间质瘤无论大小均有恶变的可能。间质瘤的生物学行为多样,其癌变风险主要与原发病灶的大小、部位及镜下核分裂数量有关,其中最重要的特点是核分裂数量。美国国立卫生研究院(national institutes of health, NIH)基于以上特点将原发性间质瘤癌变风险分为极低、低、中等和高危险度,这是目前国内外普遍认可的分级标准。一般认为极低危险度及低危险度间质瘤可以按照良性肿瘤的处理方式治疗及随访,而中、高危险度的间质瘤则建议术后进行分子靶向治疗,目的是预防复发及转移。

对胃间质瘤诊断有意义的检查方法有哪些

胃间质瘤常常是在出现消化道出血或进食后梗阻等并发症后偶然发现。由于其症状没有特异性,故常规筛查十分困难。常用的检查如下。

(1) X线钡餐:在钡剂造影下能显示肿瘤的胃腔内部分,无法对胃腔外部分病灶作出判断。

(2) CT 和 MRI:影像学改变有助于判断肿瘤位置、形态,以及病灶与周围脏器组织的关系。

(3) 胃镜检查:由于胃间质瘤为黏膜下肿瘤,病灶表面覆以正常黏膜组织,故表浅黏膜活检无法取得有效组织,需采取深挖活检和多部位活检以提高阳性率。

(4) 超声胃镜:超声胃镜对所有的胃黏膜下肿瘤都有重要的检查价值。其可明确病灶部位及范围,了解病灶起源于胃壁哪一层,并且可以通过超声影像特征初步区分病变性质,大大提高了诊断的准确率。

(5) 血管造影:对比较大的瘤体,内镜不能全面观察,尤其是合并活动性出血时,血管造影可显示病变部位及大小范围,可见丰富的血管影,具有一定的影像特异性。

胃间质瘤诊断的金标准是什么

胃间质瘤的诊断金标准是瘤体的病理学诊断。间质瘤的病理诊断至少需要做两次,第一次是内镜活检组织,第二次是术后切除的完整瘤体组织。完整而准确的病理检查不仅可以明确GISTs 的性质,而且是 GISTs 癌变危险度分级的依据。对于可能需要进一步行靶向治疗的中高危 GISTs,还需要进一步行分子检测、基因检测,便于指导用药方案。需要注意的是,内镜下活检的标本只能用于定性诊断,不能用作危险度分级,只有手术切除的完整标本才用于危险度分级。因此,在内镜发现疑似间质瘤的病变后,患者可能会比普通内镜支付更多的费用,等待更长的时

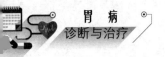

间,治疗后也需要等待病理结果,这是疾病的特殊性所致。

基因检测对间质瘤的诊治有什么意义

基因检测是指导间质瘤靶向药物使用的最重要检查。已有的研究发现,大多数的 GISTs 都存在基因突变,靶向药物就是针对这种基因突变抑制肿瘤发展的。随着基因测序技术和精准靶向治疗的研究深入,GISTs 的治疗模式和临床疗效都得到很大突破。对于中晚期患者,靶向药物治疗可以说是治疗途中的必经之路,最为大家熟知的药物就是伊马替尼,然而,部分患者可能出现原发或继发耐药从而影响治疗效果。在治疗启动前完善基因检测可以了解患者的基因突变情况,选择能有效抑制突变的靶向药物,类似于根据药物敏感试验选择抗生素的方法,可以避免使用无效的靶向药物,及时发现继发性耐药,并进行调整,对肿瘤的精准治疗起着至关重要的意义。

胃间质瘤的治疗方法有哪些

(1) 瘤体切除治疗:包括内镜下切除、外科手术及内镜加腹腔镜联合切除三种方式。>3 cm 的中高危间质瘤,可以选择外科手术;大部分<3 cm 的间质瘤可在胃镜下行 ESD 术切除;对难以在内镜下完整切除的病灶,可以进行胃镜联合腹腔镜切除,

又称双镜联合切除。

（2）靶向药物治疗：胃间质瘤是最早从靶向药物中获益的实体肿瘤。其应用的指征包括瘤体无法切除、切除后预防复发及已经发生远处转移等。规范的靶向治疗均应该在基因检测结果的指导下进行。

（3）放化疗：胃间质瘤对放化疗都不敏感，随着第四代靶向药物研制成功，胃间质瘤已经很少应用放化疗。

胃间质瘤的靶向治疗是什么 ⊃——

间质瘤是实体瘤中首个对靶向药物应答良好的肿瘤，正是由于靶向药物的存在，使这种疾病不像其他恶性实体瘤那样可怕。早期的研究者发现大部分间质瘤患者存在基因突变，突变类型主要为酪氨酸激酶突变，而最早用于间质瘤治疗的靶向药物伊马替尼是小分子酪氨酸激酶抑制剂（tyrosine kinase inhibitor，TKI），可以阻断肿瘤生长，从而抑制甚至治愈肿瘤。目前靶向治疗主要用于不能行根治手术的患者，以及术后病理证实为中、高风险的患者。靶向治疗是基于基因检测分子层面的精准治疗。科学家对这类靶向药物的研究持续深入，目前针对初代靶向药物耐药的问题已取得很大研究突破，二线、三线、四线靶向药物均已投入使用，近期美国还批准了第四代靶向药物上市，主要针对多位点突变型耐药。相信不久的将来，我国的患者也将享受到这些研究成果带来的福利。

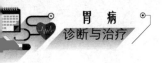
哪些情况下手术之前需要做靶向治疗

理论上讲,术前应用靶向治疗可以减小肿瘤体积,降低临床分期,减少手术风险,提高根治性切除概率。但是术前应用靶向药物仍然存在争议,这是因为术前治疗往往需要较长时间,这期间需要严格的随访监测,耗时费力,而且还存在继发基因突变的风险。到底术前治疗需要持续多长时间,到什么时候可以手术,都是目前还没有达成统一的问题。我国的胃肠间质瘤诊断治疗专家共识意见提出,GISTs 术前治疗的适应证如下。

(1) 术前估计难以达到完整切除。

(2) 肿瘤体积巨大(直径>10 cm),术中易出血、破裂,可能造成医源性播散。

(3) 特殊部位(如食管胃结合部、十二指肠、低位直肠等)的肿瘤,手术易损害重要器官的功能。

(4) 虽然肿瘤可以切除,但是估计手术风险较大,术后复发率、病死率较高。

(5) 估计需要实施多脏器联合切除手术。

哪些情况下术后需要靶向治疗

GISTs 的病理危险度分级将其分为极低危、低危、中危及高危四个等级。对于实现了完整切除的患者,中危险度 GISTs 建议术后服用伊马替尼 1 年,高危险度建议服用 3 年。未能实现完整切除的患者,也建议服用靶向药物,并且密切随访。伊马替尼作为 GISTs 首选药物,在药物的耐受性、有效性方面均表现优秀,但深入研究发现,继发性耐药及多重耐药是 GISTs 复发的主要原因。为了减少术后复发,建议重视用药前完善基因监测,以实现真正的精准治疗。

胃镜下切除间质瘤需要满足什么条件

　　根据国际指南,如果超声内镜(endoscopic ultrasound, EUS)、CT 或者 MRI 初步诊断为胃间质瘤,直径>2 cm 可切除的病变推荐直接切除,然后根据术后的危险度分级再决定是否追加伊马替尼治疗。国内的专家共识认为切除的方式首选内镜,国外更支持传统手术。事实上,目前的内镜技术对 5 cm 以下的间质瘤是可以完整切除的,在我国很多大型的内镜中心,这是十分常见的治疗项目。相比手术而言,内镜下切除治疗有痛苦少、住院时间短、术后并发症少等诸多优点。

　　胃镜下切除术前应该评估有无超声内镜下高危因素(肿瘤边缘不规则、内部囊性无回声、表面溃疡、局灶强回声、内部回声不均匀),对于存在高危因素的胃间质瘤仍然建议外科切除。对>2 cm 的间质瘤需要更为谨慎,了解是否多发病灶,是否已发生转移,在充分评估临床获益后再决定切除的方式。

其他常见的胃黏膜下良性肿瘤

什么是胃平滑肌瘤

  胃平滑肌瘤为最常见的胃间叶组织肿瘤,严格来说它是胃间质瘤的一种,占全部胃肿瘤的3%。本病的临床症状与间质瘤相似,不具有特异性。胃平滑肌瘤与胃间质瘤的区别在于,胃平滑肌瘤是良性肿瘤,而间质瘤大部分有恶变倾向,二者可通过病理免疫组化进行区别。大的平滑肌瘤可演变为平滑肌肉瘤,因此一旦诊断此病,仍建议切除。

什么是胃神经源性肿瘤

  此病发病率较低,常见的是神经鞘瘤和神经纤维瘤。两者的区别在于后者常与周围组织交织在一起,并且无界限清楚的完整包膜。

什么是胃纤维瘤

  胃纤维瘤较少见,多生于胃窦部。表现为无蒂息肉或者黏膜下圆形肿块,镜下可见为纤维结缔组织构成。

什么是胃脂肪瘤

胃脂肪瘤也较少见,多发生于中老年人。病变多见于胃窦部,为黏膜下层无蒂的圆形肿块,可见分叶。平光下可见病灶呈灰黄色,这是由于脂肪组织一般呈黄色,透过黏膜层显示出灰黄色。该病在超声内镜下有比较特异的声像特征,如果超声内镜符合典型的脂肪瘤特征,可以建立诊断。脂肪瘤是良性疾病,一般仅需随访复查即可。

什么是胃血管源性肿瘤

这是一种罕见的胃良性肿瘤,其组织学上不具有肿瘤特性,只是血管发育畸形,故不是真性肿瘤。但较大的血管瘤有继发出血的风险,如果位于胃底、贲门及幽门前区等容易摩擦受损的地方,则建议进一步治疗。

什么是胃异位胰腺

较少见。异位胰腺并非肿瘤而是内镜下形态类似肿瘤。常

见于黏膜下层,多数位于胃窦部大弯侧及幽门前区 6 cm 范围内,显著特征为有一处大的主导管,中央见脐样凹陷,相当于胰管开口处。超声内镜下可见到异位胰腺病变中有无回声的管道结构,对诊断有决定性意义,因此建议内镜疑诊异位胰腺的患者完善超声胃镜。

什么是胃畸胎瘤

这是一种少见的发生于男性婴幼儿的良性肿瘤,由多种组织组成,呈囊性或实质性,既可向胃腔内生长,也可向胃腔外生长。畸胎瘤十分少见,一般通过切除术后病理才能诊断。

胃　癌

胃癌是极为常见的恶性肿瘤之一,根据世界卫生组织统计,胃癌发病率全世界排名第四,并且病死率排全球癌症死亡第二位。不同国家和地区胃癌的发病率有明显差异。在我国消化系统肿瘤中,胃癌的发病率及死亡率均居第一位。胃癌的发病率随着年龄的增加而显著升高,40~60岁多见,但近年来已逐渐呈现年轻化趋势。发病率男性高于女性,男女比例2∶1,死亡率也是男性较高。胃癌的治疗效果及预后,与疾病发现早晚、疾病分期、治疗方法等有密切关系,早期胃癌治疗后5年生存率可达90%以上,而晚期胃癌患者治疗后5年生存率不足5%。

胃癌的发病相关因素有哪些 ⊃

胃癌的病因尚未十分明确,普遍认为与以下因素有关。

(1) 地域环境因素或饮食生活习惯因素:胃癌发病有明显的地域差异,在我国,西北与东部沿海地区胃癌发病率明显比南方地区高。经常食用烟熏食物、腌制食物、霉变食物、油炸食物,或

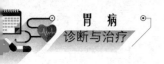
者经常吃高热量低蛋白的食物,会增加胃癌的发生。吸烟者胃癌发病率比不吸烟者明显升高。多吃新鲜蔬菜和水果补充多种维生素可降低胃癌的发生。

(2) 感染因素:主要指幽门螺杆菌感染(HP)。长期 HP 感染会导致胃黏膜萎缩和肠上皮化生,是引发胃癌的重要因素之一。在我国胃癌高发区,人群 HP 感染率比低发区明显升高,控制 HP 感染在胃癌防治工作中需引起高度重视。

(3) 遗传因素:多数调查研究发现,胃癌的发病有明显的家族聚集倾向,具有胃癌家族史的人群,其胃癌发病率明显高于普通人群。

(4) 癌前期变化:癌前疾病主要指慢性萎缩性胃炎、胃息肉、胃溃疡、手术后胃等。萎缩性胃炎在 40 岁以上人群中很常见,有研究发现胃癌的发生与萎缩性胃炎病史的长短及萎缩程度有关。萎缩性胃炎时胃的黏膜功能和结构异常,胃液中游离胃酸少,给致癌因子提供了有利的环境。胃息肉中＞2 cm 的广基息肉是高危型息肉,易发生癌变。胃溃疡发生癌变常见于老年人,如果出现溃疡久治不愈或反复发生、进食相关的不适节律性消失、既往有效的药物出现疗效下降,尤其是制酸剂,需要高度警惕胃溃疡癌变。手术后残胃状态超过 5 年,癌变率明显升高,需要定期随访胃镜。

(5) 心理应激因素:心理应激,即为心理反应。胃癌与其他肿瘤一样均属于心身疾病范畴。曾有多项调查研究发现,性格沉默内向、儿女夭折、屡遭挫折、家庭不测、工作遭难这 5 个因素与机体肿瘤的发生有显著关系。

如何定义早期胃癌和进展期胃癌

胃癌可发生在胃的各个部位,以胃窦幽门区最多见,胃底贲门区次之,胃体部较少。胃癌病灶局限于黏膜层或黏膜下层,无论其有无淋巴结转移,均为早期胃癌。病灶侵犯固有层以上和(或)有转移至胃以外区域,称为进展期胃癌,以侵犯深度(T)和淋巴结转移广度(N)来分期。

胃癌有哪些主要表现

胃癌患者早期多数无症状,部分可有消化不良的表现。随着病情进展,可出现食欲下降、进食后饱胀、烧心嗳气、进行性消瘦、腹痛、贫血、乏力等不适。终末期患者常常出现严重贫血、消瘦、营养不良等恶病质表现。

胃癌患者临床表现也和肿瘤部位有一定关系,幽门附近的胃癌会有幽门梗阻表现,胃底贲门处胃癌可有胸骨后疼痛和进行性吞咽困难等表现,肿瘤侵犯累及血管可出现呕血、解黑便等消化道出血症状,肿瘤侵犯至浆膜层穿透整个胃壁可导致消化道穿孔、周围脏器和淋巴结的转移、腹水及黄疸等表现。胃癌晚期转移至肝脏可引起右上腹痛、黄疸、肝功能损害等,转移至肺可引起咳嗽咳痰、呼吸困难等表现,转移至胰腺可出现背部放射

痛,种植于腹膜可出现腹腔积液。

青年人胃癌和老年人胃癌的表现有哪些不同

　　青年人群中胃癌的发病率较低,但是一旦发生胃癌,多数情况为恶性程度较高的未分化腺癌和黏液腺癌,所以青年人罹患胃癌往往病程进展迅速,发现时常常已伴有淋巴结转移、腹水,或者病变累及到邻近脏器,已失去手术机会,预后较差。因此,青年人一旦出现腹部不适、腹胀、进食饱胀感、贫血、解黑便等症状,应及早进行胃镜检查明确病情。

　　老年人胃癌发病率较高,病灶多位于胃窦部或者胃底贲门部,临床症状多不明显,表现为腹部饱胀感、食欲减退、乏力、进行性消瘦、消化道出血等,症状多无规律。老年人出现上述症状若药物治疗后无好转,建议行胃镜或 X 线钡餐检查明确有无胃癌。老年人胃癌病程相对缓慢,转移晚,如能早期发现、早期诊断和治疗,预后比青年人胃癌相对要好一些。

临床疑似胃癌的患者需做哪些检查

　　诊断胃癌首选胃镜检查,能直接观察到胃黏膜的变化,明确肿瘤部位、形态、大小等,并可活检取样明确病灶性质。血清肿瘤标志物有助于胃癌早期预警和术后复发预警,如 CA199、

CEA、CA724 等。

X 线钡餐、胃超声是间接的检查方法,通过观察胃黏膜形态、胃蠕动情况等来判断病情,但无法取病理明确病灶良恶性质。普通 CT 和全身 PET-CT 可有助于了解有无肿瘤转移,判断肿瘤的临床分期。

什么是超声胃镜？胃癌做超声胃镜看什么 ⊃

很多人做过超声,但是对超声胃镜却很陌生。超声胃镜是一种集超声微探头和胃镜两种技术于一身的内镜设备,其操作过程与胃镜相似,对患者而言,仅仅是做一次胃镜,但超声胃镜所能看到的范围却超过了普通胃镜,在胃癌的检查及随访过程中,超声胃镜占有重要的地位。

超声胃镜进入胃腔后,可以像普通胃镜一样全面观察胃腔,发现病灶后,则通过前置的超声探头对病灶进行超声扫查。就像体外超声可以窥见体内的胆结石一样,超声胃镜可以看见胃内病变所在的胃壁层次结构、邻近组织侵犯情况及胃周淋巴结转移情况。由于其探头是高频探头,对近距离观察有独特的优势,其成像特点使其不仅可以观察病变大小,还可以观察血供、是否侵犯重要血管等,其精确度甚至高于 CT 等影像技术,对胃癌的分期有重要的意义。事实上,超声内镜是判断早期胃癌能否行胃镜下切除的唯一选择。

目前很多国家都主张对胃癌分期应常规行超声胃镜检查,

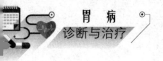

在对浸润型胃癌的诊断、浸润深度及淋巴结转移方面的判断有重要的意义。文献报道,超声胃镜对胃癌的分期准确度达到70%左右,是非常值得推广的检查。但是,超声胃镜的缺点是费用相比胃镜高,而且其检查准确度与医疗单位的技术条件相关,目前并非所有医院都有条件开展此项检查。

胃癌需要做胃超声检查吗

胃超声是一种非侵入性检查,患者需要口服一定剂量的胃造影剂,然后行胃区腹部的超声探头扫查。其方法类似于胃造影,对老年患者不能耐受胃镜、有其他影像检查的反指征时有一定价值,中晚期浸润型胃癌的超声声像图具有其特征性,但是因为无法完成病理取样,不推荐作为胃癌的常规检查。

胃癌做 X 线钡餐检查有什么优势

上消化道 X 线钡餐检查是食管、胃十二指肠疾病常用的检查,其优势是方便、快捷、痛苦少,但最大的局限性在于无法取得病变组织,对病理确诊无帮助。目前临床上对疑似胃癌的患者,只有高龄、不能耐受胃镜检查时会首先考虑行此项检查。检查前需要评估患者的认知能力,是否能配合钡餐检查所需要的体位要求,还需要排除明显的消化道梗阻。有习惯性便秘的患者可能由于摄入钡剂而加重便秘。此外,钡餐检查对早期胃癌的敏感性低,因此不能作为胃癌的排除性检查。总之,在胃癌的检查措施中,钡餐检查可能更适用于高龄患者,但不能替代胃镜检查。

胃癌检查中,CT、MRI 和 PET-CT 有什么区别? 应该怎么选择

CT 的优势在于空间分辨率高,结合造影剂增强技术,可以明确显示胃癌病灶胃壁组织增厚、血供改变、邻近脏器位置关系、是否累及邻近淋巴结及脏器等,对中晚期胃癌的分期有非常重要的意义,但是对早期胃癌并不敏感。

MRI 即磁共振成像,其利用不同的人体组织密度不同呈现不同的影像,可以区分一些 CT 难以区分的实体肿瘤。比如,肝脏内的脂肪结节在 CT 上呈现高密度影,有时难以与实体肿瘤区别,磁共振只需要抑制脂肪信号,就可以轻易分辨二者区别。但是 MRI 对空腔脏器的诊断准确度容易受到腔内气体、液体的干扰,在胃癌的诊断方面,并不明显优于 CT。

PET 是一种核医学技术,它利用肿瘤细胞对糖的代谢与正常组织不同,通过核素标记示踪的方式,使肿瘤显影,是一种功能性成像技术。PET 与 CT 技术结合,可以实现全身扫描成像。但是,PET-CT 并不推荐用作胃癌筛查。PET-CT 存在一定的假阳性率,且费用高,一般只在胃镜检查高度怀疑为癌,但

病理不符合,可能存在不明确的原发肿瘤时,才考虑 PET-CT
检查。

肿瘤标志物检查可以替代胃镜检查吗

　　不能。肿瘤标志物是指一些在恶性肿瘤患者的血液、体液
或组织中显著升高的物质,科学家们基于大量的研究,将一些准
确度比较高的标志物用于筛查或监测恶性肿瘤的病情发展。随
着人民生活水平的改善,大家越来越注重体检,而医疗机构或是
体检机构都常规纳入了肿瘤筛查项目,主要内容就包括肿瘤标
志物。肿瘤标志物种类繁多,但是目前并没有专门针对胃癌的
特殊肿瘤标志物,而需要结合多项肿瘤指标及内镜影像检查综
合判断。肿瘤标志物不能独立用于诊断胃癌,故而不能替代胃
镜检查。

胃癌做胶囊胃镜有意义吗

　　胶囊胃镜是一种特殊的内镜检查技术,它是将微型摄影机
埋藏于胶囊装置中,通过无线信号传输将所拍摄的图片传入计
算机,所得到的图片与普通内镜无差别。在胃癌的诊治中,胶囊
胃镜的应用范围有限,这是因为胶囊胃镜只有摄片的功能,无法
进行活组织检查,此外,胶囊胃镜的摄片功能精准度远远不如普

通胃镜,尽管已经有可控性大大提高的磁控胶囊内镜,目前仍不推荐作为胃疾病的首选检查。

胃癌的治疗方式有哪些

胃癌治疗的方法有很多,包括手术、化疗、内镜治疗等,应结合患者自身情况及肿瘤的病理类型、疾病分期,综合考虑选择合适的治疗方案。

如何理解根治性手术和姑息性手术

手术治疗是胃癌的主要治疗手段,依据对肿瘤组织切除及相关组织的清扫方法,分为根治性手术和姑息性手术。

(1) 根治性手术:手术原则是整块切除肿瘤和可能受浸润部分,按临床分期标准进行区域淋巴结清扫。扩大根治术适用于胃癌累及邻近组织或脏器,包括胰腺体尾部、脾脏的根治性胃大部切除或全胃切除术,肝脏、结肠等邻近脏器浸润可行联合脏器切除术。

(2) 姑息性手术:如胃癌发生周围脏器、腹膜、淋巴结的广泛转移无法行根治手术,为减轻梗阻、穿孔、出血等并发症状,可考虑进行姑息性手术。

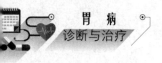

胃癌可以内镜下治疗吗

是的,但是仅针对早期胃癌。早期胃癌局限于黏膜浅层,进行内镜下治疗可以达到根治切除的目的,相比手术治疗有创伤小、恢复快等优点。但是,大部分胃癌患者初次确诊时都处于中晚期,错过了使用内镜这种先进治疗方法的时机。目前,我国很多大型的医疗机构,都有诊断胃早癌的筛查项目,也鼓励群众主动进行胃早癌相关的检查。

化学治疗是什么意思

化学治疗也是胃癌治疗的重要手段,通常通过口服或静脉给药,可以减少肿瘤复发、改善预后、延长生存期。术前化疗可以局限病灶,提高手术根除率及治愈机会。术中化疗可以减少癌细胞扩散和种植的机会。术后化疗可以尽量消灭残留病灶,减少肿瘤复发和转移机会。晚期胃癌无法手术的患者辅以化疗,能减慢肿瘤发展速度、改善症状,有一定近期效果。近年来,随着医疗技术的进步,可通过股动脉插管至肿瘤供血主要动脉,将高浓度化疗药物直接注入于癌细胞,从而起到治疗胃癌的作用。也可使用含化疗药物的栓塞剂对主要供癌血管进行栓塞,使肿瘤病灶逐渐缩小甚至死亡,从而达到治疗目的,上述治疗方法即为介入疗法。

还有哪些辅助治疗方法

其他辅助治疗主要针对中晚期患者。当我们无法完成手术切除癌灶时,治疗的方向就转变为减轻症状、控制病情进展、预防并发症。还能选择的措施有放疗、中医中药治疗、免疫治疗、基因治疗、抗血管生成治疗等。这些新的治疗方法及药物层出不穷,种类繁多,是源于科学家们在肿瘤领域孜孜不倦的研究,它们被用到合适的患者身上,有时也能产生良好的疗效,部分患者还可以实现带瘤生存。将恶性肿瘤从夺命的死神转变为一种慢性病,是医生和患者都期待的结果。

胃癌患者应用止痛药物需要注意什么

疼痛是胃癌晚期患者常见症状之一,需合理使用止痛药物以缓解疼痛、改善癌症患者终末期的感官、提高生活质量。临床上常用的是三阶梯止痛方案。

(1)按阶梯用药:按照疼痛程度由轻到重顺序选用不同强度的止痛药。

(2)给药途径:以口服给药为主,不能口服的患者可考虑皮肤敷贴、肛内栓剂,如方法无效可考虑静脉或肌肉注射用药。

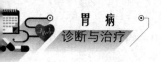

(3) 按时给药:可保证疼痛连续缓解。

(4) 个体化给药:针对每个人对疼痛的不同耐受程度,以及对药物的不良反应来衡量用药。观察反应,注意细节,以最小剂量获得最大效果,且副作用最小。

胃癌手术后的并发症有哪些

(1) 与手术有直接关系的并发症:出血、伤口感染、吻合口狭窄、吻合口瘘、腹腔内脓肿、肠梗阻、输入袢综合征、倾倒综合征、术后胆囊炎等。

(2) 与手术无直接关系的全身并发症:呼吸道感染、肺栓塞、肝肾功能损害、心功能和脑损害、胰腺炎、膀胱炎、多脏器功能衰竭等。

胃癌术后患者如何进行饮食调理

结合患者的手术方式和自身耐受情况对饮食进行调整,如食物种类、进食量、进食间隔时间、进食次数等。术后初期,一般采用肠内营养或静脉营养,待胃肠功能恢复有肛门排气后,可逐渐进食,但应遵循以下原则。

(1) 少食多餐:手术后胃腔明显缩小,每餐食量不宜过多,只能少食多餐以满足人体营养需求。具体情况因人而异,根据进食后是否有不适症状来调整进食量及间隔时间。

（2）多进食高蛋白食物：胃癌术后患者应尽量选择高蛋白、高热量、高维生素、低脂肪、新鲜易消化食物。动物性蛋白最好来源为鱼、虾、鸡蛋等，植物性蛋白以豆腐为佳。开放正常饮食后应多进食新鲜的水果和蔬菜。尽量避免摄入大量甜食引起残胃不适。宜进食易消化的脂肪，如蛋黄、奶油、植物油等。

（3）食物禁忌：忌食冰冷或过烫食物，忌食辛辣刺激食物或调料，忌饮烈酒或浓茶，少食油炸食物或烟熏制品，少食腌制食物，忌食霉变食物。

（4）预防贫血：胃大部切除术后易发生缺铁性贫血，因此鼓励食用瘦肉、鱼虾、动物肝脏、芝麻酱等富含铁和蛋白质的食物。

（5）细嚼慢咽：术后残胃功能有所减退，进食时对于相对粗糙的食物需细嚼慢咽以促进消化。

何为胃癌高危人群

虽然现在随着科学医疗技术的进步，胃癌患者治疗效果较之前有明显提高，但早发现、早诊断、早治疗仍然是胃癌治疗的关键。高危人群定期随访检查胃镜尤为重要。

以下具有一项以上者即属于高危人群，需定期行胃镜检查以便早期发现胃癌。①年龄＞40岁，有胃癌家族史，或生活在胃癌高发区；②生活习惯差，吸烟，饮食不规律，经常食用霉变、腌

制、熏制食物,较少食用新鲜蔬菜和水果;③曾有癌前病变,如慢性萎缩性胃炎、胃溃疡、胃大部切除术后、胃息肉;④胃镜下活检胃黏膜组织,有不典型增生。

预防胃癌可以采取哪些措施

(1) 有胃癌家族史者,定期随访检查胃镜及血清肿瘤标志物,以便早发现、早治疗。

(2) 对于身处高致癌物环境的人群,给予相应的防护,并定期检查。

(3) 加强食物的保鲜保存,以防霉变。

(4) 控制饮酒,戒烟,避免进食刺激性食物,避免进食高盐食物,饮食作息规律,减少胃炎及胃溃疡的发生。

(5) 经常食用富含维生素 C 的新鲜蔬菜及水果有预防胃癌的作用。另外有研究表明,绿茶中的茶多酚有抗癌作用,菌菇类食物中的多糖类物质亦具有抗癌作用。

(6) 经常食用高蛋白食物,如鱼虾、鸡蛋、豆制品等,增加机体营养,增强免疫力。

(7) 多食用牛奶及乳制品,牛奶中富含的维生素 A 有助于胃黏膜损伤的修复。

(8) 适当参加体育锻炼和户外活动,调节机体内环境。及时调整心态,树立信心,拥有积极乐观的生活态度,保持身心健康,尽量避免精神刺激及抑郁、焦虑情绪,增强机体免疫力,必要时可考虑心理干预。

（9）针对性增加必需微量元素，如硒元素，但应控制在人体生理需要量范围内。

（10）发现有幽门螺杆菌感染的患者及时给予抗 HP 治疗。平时注意卫生，饭前便后洗手，集体聚餐或与家人一起用餐时注意采取分餐制或使用公筷。

（11）年龄 50 岁以上人群，发现有 HP 感染的患者，应建议常规行胃镜检查。

（12）积极治疗癌前疾病，病理提示有肠化生、不典型增生者定期复查胃镜。

什么是残胃癌？如何进一步处理

残胃癌是指行胃切除术后的残余胃再次发生原发性癌，主要表现为腹痛、腹胀、进食后饱胀感、消瘦、消化道出血等，容易被误诊为残胃溃疡。术后肿瘤复发是一个不容忽视的问题，行胃镜或 X 线钡餐检查可明确病情。那么是什么原因造成了残胃癌变呢？短期内肿瘤复发多数是由于手术未将肿瘤切除干净或者腹腔内转移的淋巴结未清扫干净。远期肿瘤复发多是由于胃大部切除术尤其是毕 II 式手术患者，术后胃酸分泌减少，并且胆汁反流作用破坏黏膜屏障，导致残胃炎发生概率明显增加，反复慢性炎症刺激，黏膜出现异型增生，可增加残胃组织癌变风险，癌变通常发生在术后 10～15 年。

治疗方法首选手术,如发现时已属晚期则无法手术治疗,因此能否及时发现肿瘤复发很重要。胃癌根治术后的患者如有上述消化道不适症状应及时就诊,平时应定期检查,初期间隔3～6个月行胃镜及腹部超声等检查,如无异常,间隔时间可以拉长。

原发性胃淋巴瘤

什么是原发性胃淋巴瘤

原发性胃淋巴瘤是指胃部原发的起源于黏膜下层淋巴组织的恶性肿瘤,是除胃癌以外胃内发病率最高的恶性肿瘤,多属于非霍奇金淋巴瘤。发病年龄最常见于40~59岁,男性高于女性。病变多好发于胃窦部及幽门前区,病理组织学多为B细胞淋巴瘤。原发性胃淋巴瘤中最常见的是胃黏膜相关淋巴组织淋巴瘤(简称MALT淋巴瘤),呈低度恶性,并具有局限化趋势,目前的研究认为这种淋巴瘤是一种惰性淋巴瘤,与HP感染有关,一部分患者在抗HP治疗后可以痊愈。

胃淋巴瘤有何临床表现

此病临床表现缺乏特异性,与胃癌相似,常见的症状包括食欲下降、反酸、嗳气、腹痛、腹胀、恶心、呕吐、消化道出血、体重下降等。

胃淋巴瘤的临床症状与病灶的大小,深浅等因素有关系。目前根据术后病理将胃淋巴瘤分为三型:①结节型或息肉型;

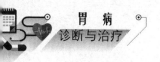

②溃疡型;③弥漫浸润型。结节型因瘤体较小,很少有明显症状。溃疡型和弥漫浸润型则会出现类似消化性溃疡的症状,浸润范围广的类型会限制胃的扩张度,从而导致消化不良类似症状。淋巴瘤症状还与肿瘤发生的部位有关,如发生于幽门前区,则会出现幽门梗阻相关的症状。病变恶性程度高低也与症状严重程度有关,恶性程度高的胃淋巴瘤,可以出现短期内进行性消瘦等全身消耗性症状,而低度恶性的淋巴瘤则可隐匿起病,不易发现。

如何确诊原发性胃淋巴瘤?有哪些检查手段

有助于诊断的手段有胃镜检查、X线钡餐造影、超声胃镜、腹部超声或CT等。

胃镜检查可直接肉眼观察到病变,通常表现为肥大水肿的黏膜皱襞,多发且大小不一的息肉样或结节样黏膜隆起,伴有糜烂或浅溃疡形成。内镜下可取病理活检,是有效的确诊手段。但由于该病是来源于黏膜下层的淋巴组织,故浅表黏膜的活检阳性率不高,需深挖活检和多部位活检以提高诊断阳性率。

X线钡餐检查可见多个圆形不规则充盈缺损中间有正常胃黏膜,呈鹅卵石样改变,或者不规则充盈缺损周围有粗糙、肥大、扭曲的黏膜皱襞,但是X线钡餐检查不能确诊此病。

超声胃镜可观察到胃壁各层的病变形态,且具有一定的特征性改变,故对提高胃淋巴瘤的诊断有一定优势。由于其相对有特征性的图像特点,还可用于胃 MALT 淋巴瘤的治疗后评估。

腹部增强 CT 在淋巴瘤与胃癌的鉴别诊断方面则更具优势。淋巴瘤在 CT 上的典型特征是胃壁弥漫性增厚,增厚的组织密度较低,内部密度均匀,且胃周易出现肿大的淋巴结。而浸润型胃癌则表现为胃壁不规则增厚,内部密度多不均匀,晚期易发生淋巴结转移。

原发性胃淋巴瘤的治疗方法有哪些

近年来有研究表明,恶性程度较低的 MALT 淋巴瘤与幽门螺杆菌感染关系密切,该病患者如发现 HP 阳性,首选抗 HP 治疗,发现多数病例抗 HP 后肿瘤可消退,但根除 HP 后也有肿瘤部分消退或复发的病例。病变超过黏膜下层者,建议手术治疗,术后辅以放化疗,此病对于放化疗均较为敏感。而恶性程度高的淋巴瘤则必须手术切除,合并 HP 感染的病例需同时予以抗 HP 治疗。

原发性胃淋巴瘤与胃癌有何区别

尽管原发性淋巴瘤在影像特征上明显不同于胃癌,但仅用作初步鉴别,最有效的鉴别手段仍是病理。淋巴瘤病理特征是异型增生的淋巴细胞浸润,以大 B 细胞型居多,而胃癌则以胃黏

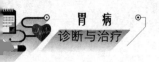

膜腺的腺体细胞异型增生为多,又称腺癌。

　　胃淋巴瘤和胃癌最有效的治疗手段都是手术切除,但两者对化疗及其他辅助治疗效果却有差别。一般来说,胃淋巴瘤对化疗较胃腺癌敏感,因此其复发率及生存率指标均要优于胃癌。

淋巴瘤的预后取决于哪些因素

　　该病预后与肿瘤大小、累及范围、病理组织学类型、是否转移及治疗方式有关,能及早确诊该病对后续的治疗及预后极为重要。

胃神经内分泌肿瘤

什么是胃神经内分泌肿瘤 ⊃────

　　神经内分泌肿瘤(neuroendocrine neoplasms, NEN)是一组起源于神经内分泌细胞的罕见肿瘤,可以发生在胃肠、胰腺、肝脏等多个部位,根据最新的美国 SEER 数据库统计结果,神经内分泌肿瘤发病率从 2004 年的 5.25/10 万人上升至 2016 年的 6.98/10 万人。世界各地的流行病学调查显示,不同部位的神经内分泌肿瘤存在发病比例、地域和人种差异。其中胃神经内分泌肿瘤(G-NEN)占比 10% 左右,可发生于任何年龄,以男性多见。

　　2019 年世界卫生组织(WHO)发布了胃肠胰神经内分泌肿瘤病理分类分级的更新,尤其在胃神经内分泌肿瘤章节,将神经内分泌癌(G-NEC)划出另作讨论,明确了分化良好的胃神经内分泌肿瘤三型分类法:Ⅰ型和Ⅱ型为胃泌素依赖的 NEN,Ⅰ型最为常见,占所有 G-NEN 的 70%~80%,与自身免疫性及慢性萎缩性胃炎相关,壁细胞破坏,胃酸缺乏(pH>4),胃窦 G 细胞增生,继发高胃泌素血症。Ⅱ型占所有 G-NEN 的 5%~6%,与胃泌素瘤或多发性内分泌腺瘤病 1 型(multiple endocrine neoplasia type 1, MEN-1)相关,肿瘤分泌胃泌素,胃酸增多(pH< 2),出现典型的 Zollinger-Ellison 综合征(ZES)。Ⅲ型无相关背

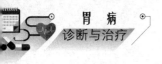

景疾病,为散发性,与高胃泌素血症无关,胃酸和胃泌素正常,占 G-NEN 的 14%～25%,转移相对常见,预后也相对较差。

胃神经内分泌肿瘤有什么临床表现

G-NEN 根据是否存在激素分泌过多引起相关症状分为功能性和非功能性两类。非功能性 G-NEN 多见,临床表现无特异性,可以有腹痛、上腹饱胀、消瘦和食欲下降等。部分伴有 ZES 的Ⅱ型 G-NEN 可表现为反酸、烧心、腹痛、腹泻等,服用质子泵抑制剂(PPI)后症状可缓解,停药后症状反复。少部分患者可伴有类癌综合征表现,例如皮肤潮红、瘙痒、心悸、腹泻等。

如何诊断胃神经内分泌肿瘤

胃神经内分泌肿瘤是一种实体肿瘤,无特异性症状及体征。其诊断大多是胃镜检查偶然发现。因此,胃镜是首要的不可替代的检查措施,G-NEN 在胃镜下表现为黏膜下肿瘤,直径小至 5 mm,大至数厘米,病理活检可明确性质。超声胃镜还可用于判断肿瘤侵袭深度及有无周围淋巴结转移。然而,G-NEN 的分型及分级诊断才是最重要的部分,只有搞清楚分型,才能对其恶性程度、治疗及预后做出判断。血清胃泌素、胃酸 pH 测定等实验室检查对于判断高胃泌素血症的Ⅰ/Ⅱ型 G-NEN、诊断

ZES 具有重要作用。Ⅰ型 G-NEN 还应测定壁细胞抗体、内因子抗体、血清维生素 B_{12} 协助诊断。Ⅱ型 G-NEN 还应行垂体激素、甲状旁腺激素及血钙的检测以明确是否合并 MEN-1。

常规影像学检查在Ⅰ型 G-NEN 的应用价值有限。CT 和 MRI 难以检出体积较小、局限于黏膜下层的病灶。胸、腹、盆腔增强 CT 和 MRI 检查可用于确定是否存在淋巴结转移及远处转移。对于合并胃泌素瘤或 MEN-1 的Ⅱ型 G-NEN，还需完善甲状腺、垂体等部位的 CT 和 MRI 检查以定位胃外病变。功能性显像技术包括生长抑素受体显像（somatostatin receptor scintigraphy, SRS）、68Ga-DOTATATE、18F-FDG PET/CT 检查，68Ga-DOTATATE 在空间分辨率、敏感度和特异度方面均优于 SRS，在判断多发病灶、转移病灶中具有较高的价值，两者均可反映肿瘤生长抑素受体（somatostatinreceptor, SSTR）的表达情况，可用于 GEP-NEN 的分期、评效、预测生长抑素类似物的治疗及监测治疗反应；18F-FDG PET/CT 反映葡萄糖代谢和细胞增殖活性，与 G-NEN 的恶性程度相关，对于分化好的 G-NET 存在局限性。

神经内分泌肿瘤又称类癌，它到底是不是癌

100 多年前，德国病理学家首次发现这种特殊类型的小肠肿瘤，因为其有恶变倾向将其命名为类癌，后来又发现这种肿瘤分泌肽类激素，因此更名为神经内分泌肿瘤。1980 年 WHO 第一次统一意见，将所有的神经内分泌肿瘤总称为类癌，无论其分化

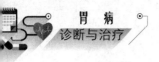
情况及恶性程度高低。正是因为这一次统一冠名,许多人都认为类癌就是癌,就连一些基层医生也会混淆。四十多年过去了,人们对神经内分泌肿瘤的认识逐渐清晰,最新版世界卫生组织发布的神经内分泌肿瘤分类标准已经出台,明确了这类肿瘤规范的命名应该是神经内分泌肿瘤,大部分都是良性的,其分级分期需要依赖病理诊断。

神经内分泌肿瘤如何治疗

G-NEN 作为一种实体肿瘤,与其他实体肿瘤一样,手术仍然是目前唯一能够根治性治愈的治疗手段。尽管多数 G-NEN 生长相对缓慢,但有 40%～50% 的患者在确诊时已发生远处转移而失去手术机会,肝转移最为常见,其次为淋巴结转移。各种原因无法手术的患者,可以考虑药物治疗(包括生长抑素类似物、靶向药物和细胞毒药物)、姑息性局部治疗及奥曲肽受体标记的放射性核素治疗等。临床中应结合肿瘤的功能状态、临床分型、分期分级、肿瘤负荷及患者身体状况等综合考虑制订治疗策略,复杂病例还需要多学科联合会诊共同制订诊疗计划。

不同类型的神经内分泌肿瘤治疗上有何区别

Ⅰ型 G-NEN 整体预后良好,常为胃底胃体多发、散在的小息肉,极少出现淋巴结转移和远处转移,但常发生胃内复发。对于部分低风险病灶可长期内镜随访和观察。对于直径≥1 cm、病灶数目≤6 个、无脉管瘤栓、局限于黏膜或黏膜下层者,可采用内镜黏膜剥离术(endoscopic submucosal dissection, ESD)或黏膜切除术(endoscopic mucosal resection, EMR)等内镜手术进行切除。ESD 在获取肿瘤的完整性方面优于 EMR,可用于治疗较大的病灶。约半数 G-NEN 均可累及黏膜下层,因此术前应行超声内镜评估肿瘤浸润深度和胃周淋巴结情况。对于肿瘤直径>2 cm、浸润深度达到肌层、伴有脉管侵犯、淋巴结转移等高危因素者,应考虑局部切除术或胃部分切除术。药物治疗方面,生长抑素类似物不作为早期Ⅰ型 G-NEN 的常规治疗推荐,对于内镜下切除后反复复发的Ⅰ型 G-NEN 患者,可以尝试长期或间断使用生长抑素类似物治疗。

　　Ⅱ型 G-NEN 少见,胃镜表现为多发、小息肉病灶。诊断要点在于寻找和定位胃泌素瘤及 MEN-1 的发病部位,胃泌素瘤常见于十二指肠和胰腺。治疗需切除胃泌素瘤及合并的其他NEN,切除后胃内病变可退缩甚至消失。对于无法明确胃泌素分泌过多来源者,全胃切除术是从根本上去除胃泌素作用的器官,也是一种治疗选择。不可切除远处转移性的Ⅱ型 G-NEN,建议使用生长抑素类似物控制胃泌素分泌和抗肿瘤增殖。对于高胃泌素血症引起的 ZES 患者,可使用 PPI 控制胃酸过度分泌引起的相关消化性溃疡等严重并发症,有研究建议 PPI 用量为常规剂量 2 倍以上,但不建议长期应用,以避免引起 ECL 过度增殖,继发高胃泌素血症和刺激肿瘤进展。对于确诊为胰腺来源

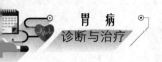
的晚期胃泌素瘤患者,还可以选择靶向药物舒尼替尼或依维莫司进行治疗。

Ⅲ型 G-NETS 是胃泌素非依赖性的肿瘤,无相关背景疾病,胃内肿瘤多为单发病灶。根据肿瘤的大小、侵及胃壁的深度、是否淋巴结转移或远处转移,分别选择内镜下切除、外科根治性手术或内科药物治疗。对于分化好、病灶较小(≤1 cm)的Ⅲ型 G-NEN 可考虑采用内镜下切除,其他可切除的Ⅲ型 G-NEN,应遵循胃腺癌的手术原则,行部分或全胃切除合并淋巴结清扫。已发生远处转移,属于可完全切除者,建议行原发灶和转移灶的切除手术;如果肝多发转移无法手术,一线选择 SSA 治疗,疾病进展后可选择 SSA 加量治疗、肽受体介导的核素治疗(PRRT)、依维莫司和替莫唑胺为基础的化疗等。新药索凡替尼等联合使用,具有抗血管生成、抗免疫逃逸双重作用机制,在胃肠道肿瘤中显示出了良好的疗效。Ⅲ型晚期患者,当出现出血或梗阻局部症状时,可考虑原发灶切除。

(杨玉健)

常用胃药的用药常识

不想戒烟酒，不纠正不良饮食习惯，
只吃药治疗可以吗

肯定不行。即便是健康的生活方式，我们的胃也很辛苦，更不用说受有害因素不停地损害。常言道，"胃病三分治，七分养"是经验之谈。我们要规律饮食，尽量避免冷、烫、酸、辣等刺激性饮食。

吃药能不能把胃炎治好

从临床观点说，治好应该包括三个方面，症状好转或消失，功能的好转或恢复，组织病理的好转与恢复。一般说，经过科学的治疗，前两点可以达到，但病理损害则要看轻重程度。浅表性胃炎有望恢复；萎缩性胃炎损害较深，要完全恢复比较不易。只要控制住病变使它不再向严重方向进展，不必强求组织学正常。

请告诉我最好的胃药是什么

"最好的胃药"因人而异，这是因为胃炎原因各不相同、有无

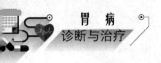

细菌各不相同、胃肠功能各不相同、体质各不相同……要说什么药最好并不容易，需要经验、需要分析，这也是治疗难点之所在。理想的用药应该是改善症状显著、恢复功能良好、副作用小。有一点是肯定的，贵药不等于好药，经得起时间考验的药相对可靠。

从没听说过胃里有细菌，什么情况下的胃炎要根治细菌（幽门螺杆菌）

认识胃内存在幽门螺杆菌（HP），也是近二十年的事，其在胃炎病因和治疗中的重要性越来越被重视。幽门螺杆菌是慢性胃炎的重要病因，70％～80％的慢性胃炎患者胃中都有这种细菌，也是胃炎从浅表发展到萎缩的主要原因。所以首先要检查是否有 HP，如果不确定，或许是遗漏了重点，也会浪费药物。如果患者有 HP，症状又久治不愈时，应该从根治 HP 入手。需要强调的是，根治 HP 不是随便买点消炎药吃吃了事，应在专科医生指导下，挑选适宜的治疗方案。

胃炎药该吃多长时间

一般说，治疗慢性胃炎的药并无严格的疗程，需要服用的时间长短因人而异，药物的疗效是一个重要参考因素。总的说来，用药时间要适当长一些,并要坚持用药,药物不宜更换过勤,除非有不良反应或无效。最后强调一点,任何药物都可能有不良反应,服用前应向医生询问清楚,仔细阅读药物说明书,定期去医院进行必要的检查以确保用药安全。

胃酸分泌抑制药物有哪些? 分别有什么特点

1. H2 受体阻断药

西咪替丁、雷尼替丁、法莫替丁等。

竞争性拮抗 H2 受体,能抑制组胺、五肽胃泌素、M 胆碱受体激动剂所引起的胃酸分泌。能明显抑制基础胃酸及食物和其他因素所引起的夜间胃酸分泌。雷尼替丁、尼扎替丁抑制胃酸分泌作用比西咪替丁强 4~10 倍,法莫替丁比西咪替丁强 2~5 倍。口服吸收良好,但首过消除使生物利用度降为 50%~60%。大部分药物以原形经肾排出,但肝功能不良者雷尼替丁半衰期明显延长。

不良反应:偶有便秘、腹泻、腹胀及头痛、皮疹、瘙痒等。静脉制剂滴注速度过快,可使心率减慢,心收缩力减弱。长期服用西咪替丁可有抗雄激素样作用,可引起阳痿、性欲消失及乳房发育,可能与其抑制二氢睾丸素和雄性素受体相结合及增加血液雌二醇浓度有关。H2 受体拮抗剂有轻度抗雄激素作用,用药剂量较大(每日在 1.6 g 以上)时,可引起男性乳房发育、女性溢乳、性欲减退、阳痿、精子计数减少等,停药后即可消失。可通过

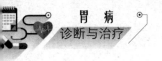

血—脑脊液屏障,具有一定的神经毒性,偶见精神错乱,多见于老年、幼儿、重病患者,停药后 48 小时内能恢复,有精神病史者不宜应用。西咪替丁是第一代 H2 受体拮抗剂,较常见的不良反应有腹泻、头晕、乏力、头痛和皮疹等。雷尼替丁和法莫替丁是第二代及第三代 H2 受体拮抗剂,对细胞色素 P450 药物代谢系统影响较小,无抗雄激素的作用,通过血脑屏障的量小,对神经系统影响小。由于其副作用相对较多,目前临床应用不多。

药物相互作用:西咪替丁能抑制细胞色素 P450 肝药酶活性,抑制华法林、苯妥英钠、茶碱、苯巴比妥、安定、普萘洛尔等代谢。合用时,应调整这些药物剂量。雷尼替丁这一作用很弱,法莫替丁、尼扎替丁对其无影响。

2. 质子泵抑制剂

奥美拉唑、雷贝拉唑、兰索拉唑、泮托拉唑、艾司奥美拉唑等。

胃壁细胞 H^+ 泵抑制药药理作用 H^+/K^+-ATP 酶(H^+ 泵)位于壁细胞的管状囊泡和分泌管上,能将 H^+ 从壁细胞内转运到胃腔中,将 K^+ 从胃腔中转运到壁细胞内,进行 H^+-K^+ 交换。抑制 H^+/K^+-ATP 酶,就能抑制胃酸形成的最后环节。质子泵抑制剂疗效确切,抑酸作用持久,是目前临床上应用最多的一类抑酸药。

不良反应:本品耐受性良好,常见不良反应是腹泻、头痛,偶见血清氨基转移酶(ALT、AST)增高、皮疹、眩晕、嗜睡、失眠等,这些不良反应通常是轻微的,可自动消失,与剂量无关。胃酸有助于维生素 B_{12} 和钙的吸收,长期使用质子泵抑制剂,可降低体

内维生素 B_{12} 水平,有升高骨质疏松的风险,但未见严重的不良反应,在有些病例中可发生胃黏膜细胞增生和萎缩性胃炎。此外,应用 PPI 治疗期间,因胃酸分泌减少,可改变吸收过程受胃酸影响的某些药物的吸收量,如可使酮康唑、伊曲康唑、咪康唑、氟康唑及铁剂等吸收减少。肝功能减退患者应用 PPI 时宜减少剂量,肾功能不全患者应慎用,老年患者对雷贝拉唑或兰索拉唑等的清除时间延长,可调整剂量。

药物相互作用:本品能抑制 CYP2C19,可延长华法林、苯妥英钠、安定等药物的清除。因抑制氯吡格雷活化,可能减弱其抗血小板作用。

3. 钾离子竞争型受体阻滞剂

瑞伐拉赞、沃诺拉赞、伏诺拉生等。

该类药物以钾离子竞争性的方式可逆性地结合于质子泵从而达到抑制胃酸分泌的作用。该类药物为新型药物,有首剂全效、抑酸持久,不受饮食及夜间泌酸高峰影响等多种优势,目前国内已经上市。最新的胃食管反流共识意见将此类药物作为难治性胃食管反流的一线用药。

H2 受体阻断药和质子泵抑制剂如何选择?两者能联合应用吗

一般情况下质子泵抑制剂比 H2 受体阻断药抑酸效果好,临床上多选择质子泵抑制剂,但 H2 受体阻断药起效相对快,价格

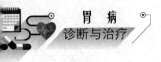
相对便宜。有的患者既吃奥美拉唑又吃雷尼替丁,虽然两者作用于不同的环节,质子泵抑制剂作用于胃泌酸的终末环节,抑酸作用已经较强,临床上不推荐联合应用。

抑酸药饭前吃还是饭后吃

餐后由于食物刺激,胃泌酸增多,是胃内 pH 最低的时候,餐前吃抑酸药更能有效维持胃内较高的 pH,有利于病灶愈合。

什么是抗酸和黏膜保护剂? 胃炎为何要用这类药物

(1) 抗酸药:铝碳酸镁咀嚼片(达喜)、硫糖铝、磷酸铝凝胶、碳酸氢钠、氢氧化铝凝胶等。

作用原理:这是一类弱碱性物质,多为铝盐或镁盐,口服后能降低胃内容物酸度,从而解除胃酸对胃、十二指肠黏膜的侵蚀和对溃疡面的刺激,并降低胃蛋白酶活性,发挥缓解疼痛和促进愈合的作用。此外,镁制剂亦有吸附胆汁的作用。理想的抗酸药作用迅速、持久、不吸收,中和胃酸不产气,不干扰胃肠机能(不引起腹泻或便秘),对黏膜及溃疡面有收敛、止血等作用。

米索前列醇是临床应用较早的黏膜保护药,刺激前列腺素生成。其主要不良反应为稀便或腹泻。因能引起子宫收缩,孕妇禁用。

瑞巴派特为胃黏膜保护药,可消除激活的氧自由基、抑制中性粒细胞活化,提高表皮生长因子(eqidermal growth factor, EGF)及其受体的表达,加强上皮屏障作用,刺激前列腺素生成,减少炎症因子的产生和环氧合酶 2(COX_2)基因的表达,从而促进溃疡愈合。目前临床应用较多。

聚普瑞锌为新一代的胃黏膜保护剂,由锌和肌肽螯合而成,在日本广泛用于胃溃疡治疗。聚普瑞锌通过诱导热休克蛋白表达和抗氧化、抗凋亡等作用保护胃黏膜。在我国目前应用还不多。

替普瑞酮为一种萜烯类化合物,具有组织修复作用,有较强的抗溃疡作用和胃黏膜病变的改善作用。本药可促进胃黏膜微粒体中糖脂质中间体的生物合成,加速胃黏膜及胃黏液层中主要的黏膜修复因子即高分子糖蛋白的合成,提高黏液中的磷脂质浓度,从而提高黏膜的防御功能,本药通过改变磷脂的流动性而激活磷脂酶 A_2,使花生四烯酸的合成加快,从而促进内源性前列腺素的合成。

(2)铋制剂:胶体碱式枸橼酸铋、三钾二枸橼酸铋、枸橼酸铋钾等,可溶于水形成胶体溶液。在胃液 pH 较低条件下能形成氧化铋胶体沉着于溃疡表面或基底肉芽组织,形成保护膜而抵御胃酸、胃蛋白酶、酸性食物对溃疡面的刺激。也能与胃蛋白酶结合而降低其活性,还能促进黏液分泌,并有抗幽门螺杆菌作用。不良反应为服药期间可使舌、粪染黑,偶见恶心等消化道症状。肾功不良者禁用,以免引起血铋过高。

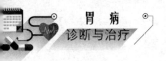

止吐、增加胃肠动力用什么药

促动力药：甲氧氯普胺、多潘立酮、莫沙必利、伊托必利等。

甲氧氯普胺又名胃复安、灭吐灵。药理作用是阻断延髓化学催吐感受区（chemoreceptor trigger zone, CTZ）的受体，发挥止吐作用。阻断胃肠多巴胺受体，发挥胃肠促动作用。常用于包括肿瘤化疗、放疗所引起的各种呕吐，对胃肠的促动作用可治疗慢性功能性消化不良引起的胃肠运动障碍包括恶心、呕吐等症。大剂量静脉注射或长期应用，可引起锥体外系反应，也可引起高泌乳素血症，引起男子乳房发育、溢乳等。

多潘立酮（吗丁啉）通过阻断外周多巴胺受体而止吐。不易透过血脑屏障。外周作用能阻断多巴胺对胃肠肌层神经丛突触后胆碱能神经元的抑制作用，发挥胃肠促动药的作用。对偏头痛、颅外伤，放射治疗引起恶心、呕吐有效，对胃肠运动障碍性疾病也有效。无锥体外系反应，偶有局部腹部痉挛。

莫沙必利为 $5-HT_4$ 受体激动剂。能促进乙酰胆碱的释放，刺激胃肠道而发挥促动力作用，从而改善功能性消化不良患者的胃肠道症状，但不影响胃酸的分泌。本药与大脑神经细胞突触膜上的多巴胺 D_2 受体、肾上腺素 α_1 受体、$5-HT_1$ 及 $5-HT_2$ 受体无亲和力，故不会引起锥体外系综合征及心血管不良反应。用于功能性消化不良伴有胃灼热、嗳气、恶心、呕吐、早饱、上腹胀、上腹痛等消化道症状。也可用于胃食管反流性疾病、糖尿病性胃轻瘫及胃部分切除患者的胃功能障碍。

伊托必利具多巴胺 D_2 受体阻滞和乙酰胆碱酯酶抑制的双重作用,通过刺激内源性乙酰胆碱释放并抑制其水解而增强胃与十二指肠运动,促进胃排空,并具有中度镇吐作用。适用于功能性消化不良引起的各种症状,如上腹不适、餐后饱胀、食欲不振、恶心、呕吐等。不良反应:消化系统偶可出现腹泻、腹痛、便秘、唾液分泌增加;神经精神系统偶见头痛、睡眠障碍等;血液系统偶见白细胞减少(确认应停药)。过敏症状:皮疹、发热、瘙痒等。偶出现血尿素氮、肌酐值升高。也可见背部疼痛、疲乏、手指发麻、手抖等。

延脑的呕吐中枢,可接受来自催吐化学感受区(CTZ)、前庭器官、内脏等传入冲动而引发呕吐。已知 CTZ 含有丰富的多巴胺、组胺、胆碱受体,前庭器官有胆碱能、组胺能神经纤维与呕吐中枢相连。5-羟色胺的 5-HT_3 亚型受体通过外周、中枢部位如孤束核也与呕吐有关。M 胆碱受体阻断药东莨菪碱、组胺 H1 受体阻断药苯海拉明等抗晕动病有一定止吐作用。这里主要介绍某些多巴胺受体阻断药和 5-HT_3 受体阻断药的止吐作用。奥丹西隆(昂丹司琼)能选择性阻断 5-HT_3 受体,产生强大止吐作用。对晕动病及多巴胺激动剂去水吗啡(阿扑吗啡)引起呕吐无效。同类药物有格雷司琼、托烷司琼、阿扎司琼等。

消化不良用什么药

助消化药多为消化液中成分或促进消化液分泌的药物。能

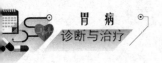

促进食物的消化,用于消化道分泌机能减弱、消化不良。有些药物能阻止肠道的过度发酵,也用于消化不良的治疗。

(1) 稀盐酸:10％的盐酸溶液,服后使胃内酸度增加,胃蛋白酶活性增强。适用于慢性胃炎、胃癌、发酵性消化不良等。服后可消除胃部不适、腹胀、嗳气等症状。

(2) 胃蛋白酶:来自牛、猪、羊等胃黏膜。常与稀盐酸同服,用于胃蛋白酶缺乏症。

(3) 胰酶:来自牛、猪、羊等动物的胰腺。含胰蛋白酶、胰淀粉酶及胰脂肪酶。在酸性溶液中易被破坏,一般制成肠衣片吞服。

(4) 乳酶生:为干燥活乳酸杆菌制剂,能分解糖类产生乳酸,使肠内酸性增高,从而抑制肠内腐败菌的繁殖,减少发酵和产气。常用于消化不良、腹胀及小儿消化不良性腹泻。宜与抗菌药或吸附剂同时服用,以免抗菌而降低疗效。

(5) 其他:复方消化酶、泌特、达吉等都是临床常用的助消化药。腹胀除了考虑到胃肠动力下降外,亦应想到消化不良引起的腹胀。

糖尿病患者可以吃乳果糖通便吗

乳果糖为半乳糖和果糖的双糖。其在小肠内不被消化吸收,故能导泻。未被吸收部分进入结肠后被细菌代谢成乳酸等,进一步提高肠内渗透压,发生轻泻作用。是临床常用的通便药。此外,乳果糖还能降低结肠内容物的 pH,降低肠内氨的形成;H^+ 又可与已生成的氨形成铵离子(NH_4^+)而不被吸收,从而降低血氨。可用于慢性门脉高压及肝性脑病。糖尿病患者完全可以吃乳果糖通便。

胆石症常用药物有哪些

胆囊结石较多见,患者可表现为上腹不适、腹胀等。药物治疗作用有限。常用的药物有熊去氧胆酸、茴三硫、苯丙醇等。

熊去氧胆酸用于胆固醇型胆结石形成及胆汁缺乏性脂肪泻,也可用于预防药物性结石形成及治疗脂肪痢(回肠切除术后)。胆道完全梗阻和严重肝功能减退者禁用。

茴三硫能促进胆汁、胆酸、胆色素的分泌,活化肝细胞,增加肝脏的解毒功能。可用于胆囊炎、胆石症、急慢性肝炎等,有增强胆囊和胆道造影的效果,并可与其他药物配合治疗黄疸性肝炎,也可治疗唾液缺乏。

苯丙醇具有促进胆汁分泌、排除小结石作用,所排结石为泥沙样,无溶石作用,对胆道平滑肌有轻微解痉作用,可松弛奥狄括约肌,故有利胆作用,用于胆石症、慢性胆囊炎的辅助治疗。不良反应为偶有胃部不适,减量或停药后可消失。对本品过敏者、胆道阻塞性及黄疸患者禁用。

急性胃肠炎止泻用什么药

止泻药主要有收敛、吸附作用的蒙脱石散、药用炭和抑制肠蠕动的地芬诺酯(苯乙哌啶)、洛哌丁胺(易蒙停)两类。一般多

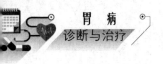
选择第一种,当然还要根据腹泻的病因及患者病情进行相应的选择,以及进行病因治疗、支持治疗。此外,盐酸小檗碱片,也就是老百姓常说的黄连素,是黄连提取物,有厚肠胃而止泻的作用,可以用来治疗细菌感染引起的胃肠炎等。

便秘通便用什么药

通便的药物有很多类。

第一类:容积性、高渗性泻药,能在肠道吸收大量的水分,使大便容量增加,比如常用的乳果糖、甘露醇、硫酸镁等。

第二类:刺激性泻药,通过药物和药物的代谢刺激肠壁,改变肠黏膜通透性,水分和电解质向肠腔扩散,使肠蠕动增加。比如果导片(酚酞片),蓖麻油、大黄、番泻叶等。

第三类:润滑剂泻药,这类药物可以起到润滑肠道、软化大便的作用,如液状石蜡、甘油等。

第四类:肠动力药,如莫沙必利、替加色罗、比沙可啶等。

第五类:中成药制剂,麻仁丸、芦荟胶囊、人参健脾丸等。通便药的选择一定要遵医嘱。临床上常见一些患者不正确应用通便药,造成大肠黑变病等不良后果。

广告中常见的斯达舒是什么药

斯达舒是西药复方制剂,也叫作维 U 颠茄铝,其中的维生素

U能促进胃黏膜的再生,氢氧化铝起到中和胃酸的作用,颠茄浸膏能缓解胃痛,主要用于胃部疾病的治疗,比如慢性胃炎或者胃酸过多引起的胃痛、胃灼热、反酸,需要注意低磷血症的患者是不能长期使用斯达舒,如果连续用药7天症状还没有缓解,不建议继续服用,应及时去医院就诊。维U颠茄铝还有可能会影响其他药物的疗效,服用的时候一定要间隔2~3小时。如果服用的药物里面还有肠溶的制剂,比如阿司匹林肠溶片,建议不要同时服用,有可能会加速肠溶制剂的溶解,其最主要的不良反应为便秘、眼痛、眼压升高、皮疹等,停药后可以缓解,前列腺增生患者也要慎用以免引起尿潴留。

中成药治胃病效果怎么样

绝大多数胃肠疾病的发病机制已经研究得比较透彻,一般情况下西药能够满足临床需要。如果西药治疗效果不好,并且已经做过内镜等检查,诊断明确的患者,可以尝试中药治疗,根据胃寒或胃热等证候,选择相应的方剂或中成药。常用的中成药如下。

(1) 三九胃泰:是临床上应用多年的中成药,它精选三叉苦、九里香等天然纯中药,共奏清热燥湿、行气活血、柔肝止痛之效。

组成:三叉苦、九里香、两面针、广木香、云苓、白芍、生地黄、丹参等。

主治:用于上腹隐痛、饱胀、反酸、恶心、呕吐、纳差、心口嘈杂等,以及浅表性胃炎、糜烂性胃炎、萎缩性胃炎等慢性胃炎见

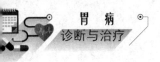
有上述证候者。

功能:清热祛湿,消炎止痛,理气除胀,养胃益肠。

(2)养胃舒胶囊:扶正固体,滋阴养胃,调理中焦,行气消导。用于慢性萎缩性胃炎、慢性胃炎所引起的胃脘胀痛、手足心热、口干口苦、纳差、消瘦等症。

(3)胃苏颗粒:理气消胀,和胃止痛。主治气滞型胃脘痛,症见胃脘胀痛、窜及两肋,得嗳气或矢气则舒,情绪郁怒则加重,胸闷食少,排便不畅,以及慢性胃炎见上述证候者。

(4)枳术宽中胶囊:本品为胶囊剂,内容物为淡褐色粉末,气微香,味微苦、咸。健脾和胃,理气消痞。用于胃痞(脾虚气滞),症见呕吐、反胃、纳呆、反酸等,以及功能性消化不良见以上症状者。

胃肠疾病患者饮食需要注意什么

平时要注意保持三餐规律饮食,避免生、冷、硬、辣及刺激油腻食物,少吃多餐易消化软食,多吃一些小米粥、山药、牛奶等有养胃作用的食物。胃肠道功能七分靠养,平时的饮食、精神及生活习惯都很重要。

心脑血管疾病患者如何选择抑酸护胃药

心脑血管疾病发病率高,患者众多,往往使用多种药物。雷贝拉唑钠是作为其他质子泵抑制剂(PPI)类化合物中的一员,通过细胞色素 P450(CYP450)肝脏药物代谢系统代谢,健康受试者研究表明雷贝拉唑钠与其他通过 CYP450 系统代谢的药物,如华法林、苯妥英、茶碱或地西泮无临床明显的相互作用关系。雷贝拉唑钠可长期持续地抑制胃酸分泌。所有该类患者应首先考虑相互影响小的药物,比如雷贝拉唑。

此外,需要长期服用阿司匹林、氯吡格雷等非甾体消炎药的患者需要特别注意,该类药物可导致胃黏膜损伤,甚至导致胃溃疡及十二指肠溃疡,严重者引起上消化道出血,必要时口服护胃药物。

靶向药物该如何服用

消化道肿瘤发病率很高,临床上针对消化道肿瘤的治疗药物中,靶向药物是近年来应用较多的药物。什么是靶向药物呢?靶向药物是针对癌细胞不同于正常细胞的基因位点或分子通路靶点,精准地攻击这些病变,从分子层面治疗肿瘤。经过多年临床实践,靶向治疗的疗效令人鼓舞。消化道肿瘤中的间质瘤,在靶向药物问世后,患者的治疗方式、生活质量及预后都得到显著改善,是靶向药物治疗成功的范例之一。

靶向药一般比较昂贵,服用时需要严格按照药物服用要求,才能最大限度发挥其治疗作用。服用靶向药物时,需要注意以下几点。

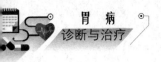

（1）定时服用。严格把握服药时间主要是为了维持药物的血药浓度稳定。如果把癌细胞想象成敌人，那么持续的攻击比间歇地攻击必然更能制胜。

（2）按医嘱定量服用。靶向药物的用量都是基于严格的临床实验，不可以随意改变。各个系统靶向药物应用以来，人们发现除了药物本身的毒副作用外，靶向药物应用最大的问题是耐药，而这些问题都和药物的用量有关，因此，我们应该严格遵照医嘱，不可因漏服等因素随意改变单次服用剂量。

（3）注意与食物及其他药物的相互影响。这其实是个很专业的问题，服用靶向药物时，不能吃哪些食物、哪些药物呢？其实大部分靶向药物都需要与食物及其他药物间隔 2 小时，这是因为食物中的一些成分会干扰药物的代谢，使其血药浓度过高或过低，从而达不到理想的治疗效果。至于是哪些食物或药物，建议服用药物前仔细阅读药物的说明书，并认真听取肿瘤科医生的专业建议。

化疗药物和靶向药物有何不同

化疗药物是抗肿瘤药物的一种，可以通过溶解，抑制细胞分裂等机制直接或间接攻击肿瘤细胞，达到抑制肿瘤生长甚至杀灭肿瘤细胞的目的，也是抗肿瘤战线中的主要战斗力。化疗药物的缺点是它不能区分肿瘤细胞与正常细胞，因此在杀灭肿瘤细胞同时也会破坏大量的正常细胞，这种情况在细胞生长很旺盛的组织中尤其明显,比如肝细胞、胃肠黏膜细胞及骨髓细胞等。因此,我们常常听说某人化疗后出现胃肠道反应、白细胞低、肝功能损伤等。尽管如此,化疗药物在很多肿瘤的治疗中仍有着不可替代的地位,这是因为肿瘤的发病机制复杂,不能都实现理想的靶向治疗方案,更何况靶向药物还存在比较严重的耐药问题。

抗幽门螺杆菌的药物会相互影响吗

幽门螺杆菌感染的患者常常会被建议服用四联抗 HP 治疗药物,这些药物之间会不会相互影响呢? 抗 HP 治疗的主要用药,简单来说就是 1～2 种治疗胃酸的药物加 2 种抗生素。

治疗胃酸的药物是铋剂及质子泵抑制剂,铋剂在酸性条件下溶解度很低,较少被吸收,也不容易出现铋毒性。一旦应用雷贝拉唑、奥美拉唑等药物,胃内 pH 明显上升,酸性环境改变,会导致铋剂吸收增加,自然也增加了铋剂相关的毒性。因此,尽管这两种药物都是空腹服用,建议两者间隔半小时,铋剂在前,PPI在后。

抗生素的搭配相对更多,需要注意,进食可能会干扰抗生素的吸收剂代谢。比较明确的是四环素,这种药物空腹时吸收更好,但餐后服用可以减少胃肠道不良反应。建议服用抗 HP 疗程期间,避免大量进食油荤、饮酒等,最大程度避免食物对药物的影响。

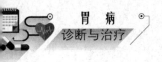
胃溃疡期间需要停服现有的药物吗

　　这取决于需要服用的药物对溃疡愈合的影响，以及合并的基础疾病的严重程度。胃溃疡治疗最主要的药物是制酸剂，如雷贝拉唑、奥美拉唑等，这种药物治疗的目的在于提高胃内 pH、促进黏膜愈合。凡是对胃黏膜有直接破坏作用的药物、促进胃酸分泌的药物都可以干扰 PPI 的治疗效果。但是，很多患者患有基础疾病，某些药物一旦停用，可能导致严重后果，需要评估利弊，调整服药的时机、给药方式，最大限度地避免损害。比如自身免疫性疾病患者，长期需要服用糖皮质激素，同时患有胃溃疡时，可以选择肠溶制剂，避免对胃的直接刺激。顽固性高血压患者，服用利舍平会影响胃溃疡愈合，应该在心血管医生的指导下调整用药，换用其他有效的降压药物。一般而言，制酸药物服用的疗程需要较影响溃疡愈合药物延长 2～4 周。

（刘振锋）

胃镜的基础知识

　　胃镜是非常精密的仪器,它的末端是类似手电筒一样的结构,带有光源和微型摄像头,镜身是一段长一米多的软管,这段软管包裹着传输信号的电路及传递各种治疗器械的微型通道。胃镜的另一端连接着显示屏和计算机处理中心。内镜技术的发展,使消化道肿瘤的诊治水平大大提高,是现代医学史上重要的篇章。

　　胃镜检查在食管、胃及十二指肠疾病诊治中具有不可替代的地位。胃镜检查可以直接观察胃黏膜的改变、病变的大小、形态,特别是可以直接进行活检的提取,取得病理学的诊断,假阴性和假阳性率是非常低的。胃镜下治疗创伤小,术后脏器功能恢复迅速,疼痛轻微且可早期离床;在闭合条件手术,避免开放性手术外源性因素的影响;治疗同时可录像,为术后再治疗和学术交流提供直观的图像资料。

胃镜是怎样诞生和发展的

　　1868 年,德国库斯莫(Kussmaul)在观看吞剑表演的启发下,制成第一台食管胃镜,它是由一根头部装有软塞的金属管组成,利用灯照明,但由于硬性部分太长,加上照明不足,无法清

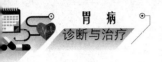
楚地看到胃腔。1932 年,沃尔夫·桑德勒(Wolf Scandler)研制出半屈曲式胃镜,可在不同角度弯曲 30～40 度,进一步加宽了视野,成像较为清晰,减小了对患者的损伤;但仍有观察范围较小、活检装置不灵活等缺点。1957 年,美国希尔朔维茨(Hirschowitz)制成了第一台纤维内镜,从而使内镜开始进入纤维光学内镜的阶段。此后,相继安装了纤维光束、活检通道、纤维镜端部的弯曲机构、导光束外接强冷光源技术等。1983 年,美国首先开发了世界上第一台电子胃镜,它将微型电子耦合元件直接安放在内镜镜端,将光能转变为电能,经视频处理器处理后,直接在监视屏上显示图像。

时至今日,科学家们将物理技术、光学理论、超声技术等与内镜成像技术结合到一起,不断研发出新的内镜诊断技术,如窄带成像技术、放大内镜、色素内镜、共聚焦显微内镜等。基于内镜技术的发展,目前内镜下对消化道黏膜病变的诊疗水平甚至可与病理媲美,被人们称为光学活检。

胃镜的基本结构是什么

电子胃镜主要由三部分组成:内镜、视频处理器和监视器。胃镜前端的微型电荷耦合元件(charge-coupled device, CCD)组成微型传感器,可摄录胃腔内图像,通过镜身中的电缆传递至图像处理中心,最后显示在屏幕上。

胃镜的粗细及软硬度如何

胃镜接触人体的部分是其管状结构,其长度1米余,直径约1厘米,不同的型号略有差异。胃镜的镜身是比较软的,类似于我们常用的数据线,但是由于其直径比数据线粗,感觉要更硬一些。内镜镜身的表面非常光滑,不会对消化道黏膜造成直接的损伤。

哪些情况必须要行胃镜检查

胃镜是上消化道疾病的首选检查方法,具有安全无创、图像清晰、确诊率高等优势。下述症状患者需要胃镜检查:①咽部异物感、吞咽困难或疼痛、烧心反酸、胸骨后疼痛及烧灼感,上腹部疼痛、饱胀、食欲下降、体重减轻等症状原因不明者;②上消化道出血原因不明者;③需要随访观察的病变,如溃疡病、萎缩性胃炎、手术后残胃、反流性食管炎、Barrett食管等;④药物治疗前后对比观察或手术后的随访;⑤X线检查不能确诊或不能解释的上消化道病变,特别是黏膜病变和怀疑有肿瘤者;⑥需要做内镜下治疗的患者,如异物取出、止血、狭窄扩张、支架置入、息肉摘除、癌前病变及早期癌切除等。

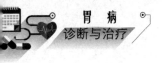

胃镜检查前需要做哪些准备

　　除了极少数危急情况,胃镜检查前通常需要充足的时间做好准备工作,以保障高质量完成检查。需要做的准备工作如下。

　　(1) 检查前一天晚餐可进易消化、清淡饮食。需要禁食水6～12小时。胃排空延缓者,则需禁食更长时间;有幽门梗阻者,应事先洗胃再检查。

　　(2) 检查前请带上病历本和以前的检查报告。行无痛胃镜检查者,必须有家属陪伴。

　　(3) 检查当天早晨需要口服药物(如降压药)者、患有严重心肺疾病、凝血机制障碍、高血压、近期服用阿司匹林药物者,请事先与医生沟通商议。

　　(4) 检查前在医护指导下口服咽部局麻药物,必要时可加服祛泡剂、去黏液剂,保证检查效果。如有药物过敏史,请提前声明。

哪些情况不能做胃镜

　　目前,胃镜检查禁忌证多为相对禁忌证,绝对禁忌证较少。下述疾病是胃镜检查的禁忌证:①严重心肺疾患,如严重心律失常、心肌梗死急性期、重度心力衰竭、哮喘发作期、呼吸衰竭不能平卧等而无法耐受内镜检查者;②休克、消化道穿孔等危重患者;③严重精神失常不能合作的精神病患者;④口腔咽喉急性重症炎症内镜不能插入者;⑤食管及胃的急性炎症,尤其是腐蚀性炎症患者;⑥明显的胸主动脉瘤及脑卒中患者;⑦烈性传染病患者。

行胃镜检查后有哪些注意事项

未行黏膜活检者,检查后禁水 1 小时,2 小时后方可进食;胃黏膜活检者,术后 4 小时方可进食流质或半流质。检查后常见不适症状有短暂的咽喉痛、异物感、腹胀,镜下治疗后注意出血、感染、穿孔等并发症。如果确实感到不适,建议及时至医院就诊。

什么是无痛胃镜

无痛胃镜就是在全身静脉麻醉的前提下完成胃镜检查。从胃镜入口到结束检查,患者全程处于睡眠状态,因此不会感觉到痛苦。一般情况下,无痛胃镜采用的麻醉方式为静脉麻醉,由专业麻醉医生保驾护航,确保在整个胃镜检查过程中,患者不仅不会感觉到痛苦,也不会产生麻醉相关的不良反应或意外。在一些特殊情况下,比如做难度较大的胃黏膜切除术,预计操作持续时间长的,医生可能会建议患者进行气管插管下的全身麻醉。总之,无痛胃镜的目的在于减少患者痛苦,具体的

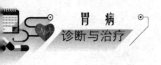

麻醉方案需根据所实施的诊疗措施及医疗机构的具体情况
而定。

什么情况下应该选择无痛胃镜

无痛胃镜没有痛苦,而且由于患者处于平静状态,内镜图像
不受呼吸心跳影响,操作医生可以获得更稳定的视野,能更仔细
地观察。如果患者的耐受性不好,看到镜子就害怕、犯恶心,那
就选择无痛胃镜;如果有慢性胃病症状,年龄大于 40 岁,有吸
烟饮酒等不良嗜好,需要做胃镜检查,则建议做无痛胃镜;如果
是胃癌术后患者,需要定期复查胃镜,建议行无痛胃镜,这是因
为胃癌组织切除后有复发的可能,因此应该选择无痛条件下精
查胃镜。

无痛虽然好,也不是人人都适合。如果有麻醉药物过敏史,
或有麻醉反指征,年龄大、心肺功能差者估计不能耐受静脉麻
醉,则不建议行无痛胃镜。

每次胃镜检查都需要做活检吗

胃黏膜活检是在胃镜出现以后才得以快速发展起来的一项
技术。因为只有通过胃镜才能比较简便、快速、准确地取得食管
胃十二指肠黏膜标本,并对其进行病理学检查,胃镜诊断提供病

理依据,对于鉴别病变的性质起着决定性作用。对于恶性病变可以确定浸润的范围、类型。对于慢性胃炎可以确定胃炎的类型、严重程度、病情判断。对于溃疡病、隆起性病变可以了解其性质,对于肠化生、不典型增生可以定期复查,了解病情进展情况。

胃镜检查过程中,只要发现了疑似病灶,比如炎症、增生、可疑癌变等,都需要活检,而且往往不止一块组织。慢性胃病在复查过程中,也强调活检的重要性。随着精查内镜概念和内镜新技术的逐渐普及,内镜医生可以更加准确地发现病变,通过精准活检,提高胃镜检查的质量。

胃镜活检会导致消化道出血吗

胃镜活检时,部分患者除了有抽拉感及延长一些检查时间外,一般不会增加患者的痛苦。活检引起出血或穿孔的情况非常少见,即使出现,也是非常少量的出血,患者一般不会有不适感。如果胃镜活检后(一般指检查当日)发现反复解黑色黏稠大便,或是伴有心慌、出冷汗等症状,建议及时到医院就诊。为了避免大量出血,医生一般不会在同一处做多次活检。患者如果本身服用抗凝药物或有凝血机制障碍的基础疾病,应该主动向医生说明,医生会根据具体情况谨慎活检或不活检。

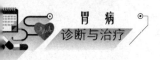

做完胃镜头晕是什么原因

做无痛胃镜的患者,醒来后常常觉得头晕,这多数是因为麻醉药物的副作用所致,一般经过休息,完全恢复神志后即可好转。做普通胃镜的患者如果出现头晕,常常是因为胃镜检查刺激引起的心率血压变化,以及患者从卧位到站立体位变化过快所致,一般见于老年人。这也是我们在做胃镜前需要评估心血管方面风险的原因。

怎么看胃镜报告

很多患者拿到自己的胃镜报告都会主动浏览一遍,对于非医学专业的人,相信大部分内容是难以理解的。学习一下如何看胃镜报告,可以第一时间让自己或家属初步了解病情,缓解焦虑情绪,然后再去消化内镜门诊问询,有助于提高就诊的质量。胃镜报告一般包括四个部分,第一部分是患者的基本信息,第二部分是内镜医生对内镜下所见进行的文字描述及典型病变的图片,通常是4~8张彩色照片。第三部分是内镜诊断,这是内镜医生对患者胃镜检查结果的初步诊断,第四部分是关于内镜检查后注意事项及随访信息。这些内容在报告纸上从上而下逐一排列。作为患者,最需要看明白的是检查后注意事项,然后是内镜诊断及文字描述。未见异常、糜烂、充血、水肿是我们常用的词汇,对于内镜下不明确的病变,常常会写"性质待定""可能",这意味着需要等到病理结果才能得到诊断。有时我们也会写"建议进一步检查××",这是提醒患者只是这次胃镜检查不足以明确诊断,还需要进一步检查。切记无论自己看懂了多少,都需要去内镜专科门诊就诊,接受规范的治疗及随访指导。

各种类型胃病的胃镜下表现

慢性浅表性胃炎的内镜下表现是什么

慢性浅表性胃炎内镜下主要可见胃黏膜为红白相间,以红为主,或轻度花斑样改变,轻度充血、水肿,有时可见到轻度的新、旧出血点。

胆汁反流性胃炎的内镜下表现是什么

胆汁反流性胃炎内镜下可见胃黏膜明显水肿、充血、粗糙、脆弱,表面较污浊,附有黄绿色的胆汁,黏液湖内含有大量胆汁。

萎缩性胃炎的内镜下表现是什么

萎缩性胃炎胃镜下可见胃黏膜红白相间,以白为主,范围可大可小,也可呈片状分布,黏膜下血管网透析可见。胃黏膜皱襞变细变薄,有时在黏膜上可见上皮细胞增生形成的细小颗粒。

糜烂性胃炎的内镜下表现是什么

糜烂性胃炎胃镜的特点为胃黏膜充血、水肿较明显,伴有点、片状的糜烂。胃糜烂可呈两种形态,一为完全型,病变多为圆形或类圆形黏膜隆起,糜烂中心为灰白色坏死物覆盖,边缘隆起、充血。另一为不完全型糜烂,病变位于平坦黏膜上,呈点、片、线状或不整形,其中心为红色新鲜出血或棕色陈旧出血,伴白苔或黄苔,周围呈红晕。

疣状胃炎的内镜下表现是什么

疣状胃炎胃镜下可以观察到胃黏膜主要为痘疹样或天花疹样改变,形象地说像肚脐眼样隆起,直径 0.5 cm 左右,好发于胃窦,其次是胃体下部。多散在分布,数目不一。

胃、十二指肠溃疡的内镜下表现是什么

内镜下溃疡表现为在橘红色的黏膜上有明显的黄白色、灰白色、黄褐色等局限性破损,一般为圆形、类圆形,有时也可呈长方形、三角形或不规则形,边缘一般清晰、光滑,活动期溃疡周边

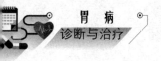
黏膜明显充血,水肿,虽和周围黏膜色泽一致但往往较红且稍隆起,反光增强,在愈合过程中充血水肿慢慢消退,周边黏膜逐渐平坦,且皱襞逐渐向溃疡边缘集中,大小多在 0.5～2 cm 之间,若大于 3 cm 称巨大溃疡,溃疡基底一般较平坦或稍显不平,活动期时常因坏死组织的覆盖而有黄白色、黄红色等厚苔,好转期时溃疡面缩小且苔变薄、基底清洁,溃疡分为三期。

(1)急性期(Active):取英语单词 A,分为 A1 期和 A2 期。多数是胃的黏膜充血、水肿,溃疡周围出现黏膜的糜烂,中央区可见黏膜白苔及血痂的形成,有的可见裸露的血管。

(2)愈合期(Heal):取英文单词 H 分为 H1 期和 H2 期,这种情况多数是溃疡向中心集中,黏膜充血、水肿相对减少或基本缓解。中央区的白苔基本上消失或者有少量白苔,未见有血痂或裸露的血管。

(3)瘢痕期(Scar):取英文单词 S,分为 S1 期和 S2 期。一般出现瘢痕期的表现,多数是未见有溃疡或者有溃疡的瘢痕,中央区可见有瘢痕的黏膜白斑,基本上是达到临床愈合的状态。

早期胃癌的内镜下表现是什么

早期胃癌在胃镜下的表现是肿瘤的直径小、不易被观察到,胃黏膜会有粗糙和不平整的现象,胃部伴有出血甚至糜烂的现象。早期胃癌分为隆起型胃癌、浅表性胃癌和凹陷型胃癌三种。

(1)隆起型早期胃癌的瘤体在胃黏膜,表面呈息肉型和隆起型,黏膜会有充血、发红,受到挤压后会出血,有的患者会出现胃出血、溃疡的症状。

(2) 浅表性早期胃癌即胃炎性胃癌,症状为胃黏膜糜烂和出现颗粒状,这类胃癌没有明显的病变特征,所以早期很难诊断。

(3) 凹陷型早期胃癌即溃疡型胃癌,内镜下呈颗粒状或结节状,病变凹陷面出现糜烂、充血、流血等症状。进展期胃癌肿瘤表面常凹凸不平、糜烂、有污秽苔,活检时易出血,也可呈深大溃疡,底部覆有污秽灰白苔,边缘呈结节状隆起,无聚合皱襞,病变处无蠕动,当癌组织发生黏膜下,在胃壁内向四周弥漫浸润扩散,同时伴有纤维组织增生,可见胃壁黏膜僵硬,黏膜皱襞及蠕动减少。

息肉的内镜下表现是什么

胃息肉就是一种突出于黏膜表面的赘生物,息肉的患者早期往往没有明显的症状,到了后期可能会出现恶心、呕吐、上腹部不适等症状。胃镜下检查可见圆形或卵圆形隆起,良性的息肉常<2厘米,形状规则,表面光滑,色暗红,多数带蒂,恶性息肉常>2厘米,形状不规则,表面不平或有糜烂出血,多数无蒂。

膜下隆起物的内镜下表现是什么

是在黏膜层以下的隆起,区别于生长在黏膜表面的隆起性

病灶。这样的病灶通常胃镜下所见黏膜表面是完整、光滑的。可分为三种,具体如下。

(1) 腔外压迫。一种是正常器官的压迫,比如脾脏压迫,导致胃里看到黏膜下隆起。另一种是腹腔其他部位的肿瘤,比如胰腺的囊肿、胆囊肿瘤等。B超或CT检查有利于鉴别。

(2) 囊性包块或血管。这种情况多见于囊肿、血管畸形等,多属于良性,一般不需要处理。

(3) 实质性肿块。多见间质瘤、平滑肌瘤、脂肪瘤、异位胰腺等,大小从几毫米到几厘米不等,常常需要借助超声胃镜、CT等进一步检查,具体性质往往需要术后病理明确。

胃镜下治疗技术

什么是胃镜下消化道止血术 ⟶

(1) 镜下药物喷洒：经内镜的活检孔道插入塑料导管，在距出血灶 1～2 cm 处，直接喷洒止血药而止血。常用的药物有冰盐水、去甲肾上腺素盐水、孟氏液、凝血酶等。常用于急性胃黏膜病变、消化性溃疡、肿瘤出血等病灶局部触之出血、渗血或有新鲜凝血块等表现。

(2) 药物注射：在内镜直视下，通过内镜注射针将某种止血剂或硬化剂注射至出血病灶内，达到止血目的。常用止血药如高渗钠-肾上腺素液、凝血酶、立止血(巴曲酶)、无水乙醇、硬化剂等。

(3) 组织黏合剂注射术：组织黏合剂如人体组织胶、TH 胶是一种快速固化的水溶剂，与血液接触好，能在几秒内发生聚合反应、硬化，迅速堵住出血的食管或胃底静脉。

(4) 曲张静脉套扎术：是治疗食管静脉曲张出血常用的方法。事先在胃镜上装好套扎装置后将曲张静脉吸起呈息肉状，启动套扎装置将固定于装置上呈撑开状态的橡皮圈释放送到吸起的静脉根部，借助橡皮圈自动弹性回缩将出血的静脉扎住。

(5) 高频电凝止血：利用电极抵触出血部位，在出血处产生

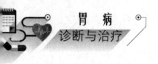
电凝而达到止血目的。

（6）激光止血：通过内镜将激光照射到出血病灶的表面，可使局部组织发热凝固、血管闭塞而达到止血目的。用于止血的激光可选用氩离子激光（氩等离子凝固、氩气刀、APC）。

（7）钛夹止血术：对于上消化道的局限性出血，如黏膜的局限性出血、小动脉或小静脉的破裂出血，可通过胃镜活检孔道插入金属夹子，操作器械释放金属夹子夹住出血部位，阻止出血。

上消化道内镜下止血用于急性活动性出血的治疗，是消化内科的急症。因患者存在消化道活动性出血，操作中可能因视野不清，患者配合度差影响治疗时长。患者需要了解，内镜下止血过程中可能会出现以下情况。

（1）内镜反复插入：这是由于胃镜可能发生堵塞，需要取出处理；止血的器械需要取出内镜安装，治疗后需要从内镜前段拔出。

（2）反复呕吐鲜血：患者本身就存在消化道活动性出血，内镜操作中可能经口腔呕出积血，这是正常现象。

（3）时间较普通胃镜长：这是因为操作本身包括了观察、清理胃腔、止血等多个步骤，时间必然比普通胃镜长。

上消化道止血术后需要禁食，一般48～72小时甚至更长，取决于病变再出血风险及基础疾病。建议遵从医嘱即可。

消化道占位胃镜下的治疗有哪些

（1）消化道息肉摘除术：黏膜局部向腔内隆起的结节状病

变,可通过内镜插入热活检钳或圈套器夹套住息肉的根部,接通高频电将息肉电凝切除。

（2）内镜下黏膜切除术（endoscopic mucosal resection, EMR）:是治疗较大息肉、早期癌的方法之一,操作简单、无须开腹手术及并发症少为其特点。在胃镜下通过注射针在病变部位黏膜下注射药物抬起病灶,然后插入圈套器套住病变接通高频电将其切除。

（3）内镜下黏膜剥离术（endoscopic submucosal dissection, ESD）:是在内镜下黏膜切除术（EMR）基础上发展而来的新技术,治疗主要针对早期消化道癌和癌前病变。方法是在内镜黏膜下注射基础上利用几种特殊的高频电刀,将病变所在黏膜剥离。切除深度为,黏膜全层、黏膜肌层及大部分黏膜下层。通过ESD可完整的切除病变,达到根治消化道肿瘤的效果。

食管 ESD 术的适应证为:①Barrett 食管;②早期食管癌:局限在黏膜层和没有淋巴结转移的黏膜下层早期食管癌;③食管癌前病变:直径<2 cm 的病灶采用 EMR,直径>2 cm 的病灶推荐 ESD 治疗;④食管良性肿瘤:包括息肉、平滑肌瘤、食管乳头状瘤等。

胃 ESD 术的适应证:①早期胃癌 a.肿瘤直径≤2 cm,无合并存在溃疡的未分化型黏膜内癌;b.不论病灶大小,无合并存在溃疡的分化型黏膜内癌;c.肿瘤直径≤3 cm,合并存在溃疡的分化型黏膜内癌;d.肿瘤直径≤3 cm,无合并溃疡的分化型黏膜下层癌;②癌前病变直径<2 cm 的病灶采用 EMR,直径>2 cm 的病灶推荐 ESD 治疗;③良性肿瘤如胃息肉、胃间质瘤、异位胰腺、脂

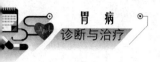

肪瘤等,包括部分来源于有肌层的肿瘤。

(4) 在内镜下黏膜剥离术(ESD)技术上延伸的内镜黏膜下挖除术(ESE)、经黏膜下隧道内镜肿瘤切除术(STER)、内镜全层切除术(EFTR),胃镜和腹腔镜联合技术。

消化道狭窄的治疗有哪些

(1) 食管狭窄扩张治疗:食管狭窄临床上很常见,如食管贲门手术后疤痕狭窄、贲门失迟缓症、腐蚀性食管炎、食管癌性狭窄等,可经胃镜活检孔道插入导丝、引入气(水)囊或探条扩张器,通过注气(水)扩大气(水)囊或用较大的探条直接撑开狭窄部位。食管狭窄扩张治疗术后最常见的并发症是疼痛和消化道出血。一般经禁食及制酸治疗,3~5 天都能缓解。

(2) 经口内镜下食管括约肌切开术(peroral endoscopic myotomy, POEM):主要治疗食管贲门失迟缓症,POEM 手术是2009 年由日本专家发明,2010 年引入我国,目前已经成为治疗贲门失弛缓症的首选。患者无须开胸手术,全部手术过程均在无痛状态下通过胃镜进行操作,手术时间短、创伤小,患者第二天即可进食。POEM 微创手术的开展,不仅大大克服了传统治疗疗效的不确定性,而且恢复快、疗效可靠,充分体现了微创治疗的优越性。其大致步骤是,在食管近端切开食管黏膜后,分离黏膜下层建立黏膜下隧道,剥离并切开内环形肌,最后用金属钛夹封闭黏膜隧道口。幽门及十二指肠狭窄可导致上消化道梗阻可采用经口内镜下幽门肌切开术(G-POEM),步骤类似POEM。括约肌切开术后通常需要短期禁食或进食流质,术后并发症包括疼痛、出血、穿孔等,术中及时处理高风险因素可以有效避免并发症。

(3) 支架置入:①食管支架置入术。主要用于晚期食管癌的治疗,也可用于部分良性食管狭窄病变的治疗。金属支架类似弹簧状、具有伸缩性,释放前被压缩得很小,通过内镜经导丝引入狭窄处,释放后支架恢复弹性自动撑开病变并固定在狭窄部位;②幽门及十二指肠狭窄支架置入术。晚期胃癌造成的幽门梗阻、十二指肠晚期肿瘤、胰头部肿瘤压迫十二指肠或良性狭窄病变,可通过置入有弹性的金属支架扩张狭窄部位,使病变部位再通,胃幽门及十二指肠狭窄置入支架技术要求比食管支架放置要求高。

食管支架置入术后,50%~90%患者会出现胸骨后或上腹部疼痛不适。由于支架置入自膨,对狭窄部位机械性扩张,可造成疼痛和异物感,在支架置入后 3~7 天内,无须特殊处理,大多数会自行好转,疼痛好转可出院回家休养。如果疼痛无好转反而加重,可能与食管肿瘤浸润本身造成明显狭窄、支架置入时预先扩张、支架置入后的膨胀、导致肿瘤破裂和食管撕裂/穿孔等因素有关。术后疼痛不好转或反而加重,医生会查明原因并及时处理,有时需用止痛剂治疗。由于支架并不能阻止肿瘤生长,食管肿瘤浸润生长至一定时间还是会出现疼痛。少数由于弯曲的支架口造成溃疡或穿孔、支架发生移位等,出现这些情况应到医院就诊明确原因和处理。

(4) 内镜下肉毒素杆菌毒素注射术:贲门失迟缓症是食管下

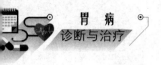

括约肌不能有效松弛而表现食道的梗阻样病变。肉毒杆菌毒素是肉毒杆菌产生的一种神经毒素,在内镜下用硬化针将其注射在食管下括约肌处,可引起食管下括约肌麻痹性松弛,达到治疗效果。

肉毒杆菌毒素注射一般并发症很少,但可因括约肌代偿增生出现症状反复。多次注射及过度治疗可以导致食管下括约肌过度松弛从而出现反流症状,目前应用较少。

什么是内镜下异物取出术

内镜下消化道异物取出术是利用内镜将消化道内的异物取出的治疗方法。该手术为消化道系统的根治性手术,包括急诊内镜取异物和择期内镜取异物。前者是将较大或不规则、长条形、尖锐及毒性异物取出,后者主要是将小的光滑的异物取出。

适应证:上消化道内自然排出有困难的任何异物,尤其是锐利或毒性异物。

禁忌证:①异物已部分或全部穿出消化道外;②>2.5 cm 的锐利异物及不规则形状的异物;③硬质异物长度>20 cm,且有嵌顿者;④估计不能通过贲门取出的胃内巨大异物;⑤凝血功能障碍及口服抗凝药物未处理者;⑥患者一般情况差、心肺功能不全不能耐受手术者。

消化道异物取出术常见并发症及处理如下。

(1) 消化道黏膜损伤及出血:多见于较大且锐利的异物。应禁食,给予抑酸剂及胃黏膜保护剂,一般可痊愈。有穿孔应紧急外科手术,出血多者应行内镜下止血。

(2) 消化道化脓性炎症及溃疡:患者出现高热、剧烈疼痛等症状,应禁食、抑酸及减少消化液分泌,并给予广谱抗生素治疗,必要时行手术治疗。

(3) 窒息及吸入性肺炎:一旦发生应紧急处理。

术后注意事项:①术后 2 小时禁食禁水。胃、十二指肠、食管无损伤者,可进食流质饮食;胃、十二指肠、食管损伤者,其禁食禁水的时间应延长,可进食半流质饮食,并注意休息;②密切监测患者的生命体征,观察患者神志、排便,有无出血、穿孔、黑便、腹痛等。

什么是胃管置入术

胃管置入术即将胃管置入胃腔,大致的操作方法为沿选定的鼻孔将涂有液状石蜡的软质胃管缓慢插入到咽喉部,当患者吞咽时顺势将胃管向前推进,直至预定长度。胃管置入的目的如下。

(1) 胃肠道手术的术前准备,以减少胃肠胀气;术后吸出胃肠道内气体和胃内容物,减轻腹胀。

(2) 对不能经口进食的患者,从胃管灌入流质食物,保证患者摄入足够的营养、水分和药物,以利早日康复。

胃管置入术的适应证如下。

(1) 胃肠减压:急性胃扩张(幽门狭窄及食物中毒)急腹症有明显胀气者或大的腹部手术前等,上消化道穿孔或胃肠道有梗阻。

(2) 鼻饲:昏迷患者或不能经口进食者,如口腔病患、口腔和

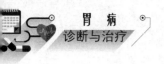
咽喉手术后的患者,不能张口的患者,如破伤风患者,早产儿和病情危重的患者,以及拒绝进食的患者。

（3）洗胃：用于误食毒物。

（4）诊断：胃液检查取样本。

胃管置入术的禁忌证如下。

（1）鼻咽部有癌肿或急性炎症的患者。

（2）食管静脉曲张、上消化道出血、心力衰竭和重度高血压患者。

（3）吞食腐蚀性药物的患者。

（4）严重心肺功能不全者。

胃管置入术中常见并发症如下。

（1）鼻、咽、食管黏膜损伤出血：胃管置入过程可能导致途经部位的黏膜损伤,一般经禁食、应用黏膜保护剂等措施可以好转。

（2）胃食管反流：置管过程可因刺激诱发胃食管反流。对昏迷患者置胃管尤其需要警惕胃内容物误吸导致吸入性肺炎甚至窒息。

置胃管的患者术后注意事项如下。

（1）防止胃管脱出：术后会产生自鼻腔至咽喉部位的明显异物感,患者需要避免触碰或者牵拉胃管外露部分。对依从性差的老年患者,需要家属时刻注意防止人为拉出。

（2）管饲患者的喂养方式：对需要长期管饲的患者,家属需要和医生充分沟通,患者是否有饮食禁忌。喂养过程中除了选择合适的食材,还需要对食物原材料进行加工研磨,避免管道堵塞。注入食物以稀流质为主,患者保持上身抬高侧卧位,注入速度需缓慢,可以参照正常人吞咽速度,一次 10～20 ml,一顿 100 ml 左右为宜。

(3)长期置胃管:需要注意留置管道是否通畅,管道插入部位是否存在压伤、感染等。如果发现异常,需及时更换胃管。即使没有异常,也建议 2 个月左右更换一次胃管。

放大内镜是什么

放大内镜(magnifying endoscope, ME)是通过在普通电子内镜基础上增加变焦镜头,使黏膜组织光学放大 1.5～150 倍的消化内镜检查方法。通过 ME 观察消化道黏膜表面腺管开口、微血管及毛细血管等微细结构的改变,有利于判断黏膜病变的病理学性质,明确病变浸润范围及提高活检准确性,在消化道疾病尤其是早期肿瘤诊断方面有独特优势。ME 还可与色素染色、电子染色、高分辨率等技术结合,提高诊断效率。

放大内镜的适应证与禁忌证是什么

放大内镜的适应证包括:①消化道黏膜病变良、恶性质的鉴别;②消化道癌前病变的内镜监测和随访;③内镜治疗前病变范围和浸润深度的判定;④幽门螺杆菌感染、胃食管反流病等黏膜疾病的辅助诊断。禁忌证与普通内镜禁忌证一样,如严重心肺疾病、精神异常、消化道穿孔等。

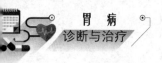

放大内镜检查过程与普通内镜有何异同

放大胃镜的检查过程与普通胃镜相似,患者都需要事先了解大致的操作过程及操作风险,并签署知情同意书。检查前服用二甲硅油、α糜蛋白酶等清洁液清除黏膜表面的泡沫及黏液。必要时可加用东莨菪碱等解痉剂减少胃肠蠕动。

放大内镜头端常安装软质塑料帽,塑料帽末端与镜头距离一般约2 mm,以保持高倍放大观察时的成像质量,减少蠕动干扰。检查过程一般包括三个部分,首先应用普通内镜模式进行全面观察,发现可疑病变后,对拟观察区域黏膜清洁冲洗,再进行放大观察。放大观察前可配合染色(色素染色或光学染色)以增强显示效果。然后将内镜头端尽量靠近拟观察黏膜表面,通过内镜操作部的变焦旋钮调节至最适合焦距,以便清楚显示黏膜表面结构。最后一步需要移动镜头和调节焦距,以获得病变黏膜表面的多角度形态。

由此可见,放大内镜与普通内镜的主要区别在于其观察得更仔细全面,需要的时间也更长,所以建议在麻醉状态下完成。

放大胃镜主要用于检查哪些疾病

放大胃镜用于检查胃镜所能观察的所有范围内的黏膜可疑

病变,主要包括以下病灶。

1. 食管

(1) 早期食管鳞癌:正常食管黏膜为鳞状上皮,无腺体开口,ME 可观察到食管黏膜下层的血管纹理,特别是乳头内毛细血管袢。

(2) 巴雷特食管:该病出现肠上皮化生和不典型增生者癌变危险性明显增加,常呈灶状分布,黏膜随机活检常难以准确检出病变,用 ME 有助于巴雷特食管的监测和随访,食管上皮小凹开口可呈圆点状、椭圆状、嵴状、绒毛状和不规则状等多种改变,其中嵴状和绒毛状改变对肠上皮化生的诊断价值较高,不规则小凹常提示不典型增生。

2. 胃

(1) 幽门螺杆菌(HP)相关性胃炎:胃体黏膜结构消失、不规则或模糊,胃窦黏膜特殊嵴样结构高度提示 HP 相关性胃炎。

(2) 萎缩性胃炎和肠上皮化生:对胃炎组织类型的判断与病理结果间一致性较好。胃黏膜固有腺体萎缩表现为正常小凹结构和毛细血管网消失,仅见不规则排列的集合静脉,胃黏膜肠上皮化生的表现与巴雷特食管肠上皮化生类似,黏膜表面多呈嵴状或绒毛状改变。

(3) 早期胃癌:可表现为胃小凹细小化,甚至消失,腺管开口不规则,大小不等且排列紊乱,病灶表面正常的毛细血管网消失,代之以形态不规则的新生血管。

3. 十二指肠

可观察到麦胶性肠病患者普通内镜无法识别的肠绒毛萎

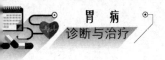

缩,并可对绒毛萎缩程度进行分级评价,可作为麦胶性肠病筛查和随访的辅助手段。

色素内镜是什么

色素内镜又称染色内镜,是指将试剂或色素配置成一定浓度的溶液对消化道黏膜进行染色,通过内镜进行观察、诊断的方法。染色途径主要有两种:在内镜下直接喷洒的称直接法;经口服色素后,再进行内镜观察的称间接法。普通内镜不易识别的消化黏膜及某些表面的性状,借助染色作用,使之变得容易识别。对普通内镜观察不到的黏膜形态,也能通过染色作用,使之能在内镜下用肉眼直接观察和诊断。试剂和色素必须符合无毒、无害、安全的要求。

色素内镜检查需要注意什么

色素内镜检查需要用到染料,因此除普通内镜检查前准备外,还需要:①了解染料的使用途径,主动提供过敏史;②在有经验的医生指导下,根据不同病变部位选择适当的染料;③应用黏液清除剂及冲洗技术保证视野清晰;④导入染料(或提前口服),待充分反应后开始观察。

色素内镜常用的染料有哪些

色素内镜最常用的染料有复方碘溶液、亚甲蓝及靛胭脂。复方碘溶液用于食管黏膜鳞状上皮染色,肿瘤区域不着色,与正常上皮的深棕色着色形成明显对照。亚甲蓝、靛胭脂染色适用于食管以外的消化管黏膜染色。最常用的方法是在内镜下直接喷洒(亚甲蓝也可口服),依据色素的特点采用对比法或吸收法进行观察。

什么是电子染色

电子染色实际上并不是真正的染色,而是根据不同的光学显色原理使病变组织和正常组织成像出现差异进行观察。几种比较常见的方法如下。

(1) 高清智能电子染色内镜(I-Scan):最大的特色在于色调增强功能。

(2) 内镜窄带成像术(narrow band imaging, NBI):窄带成像技术显示黏膜表面细微结构和黏膜下血管较传统的白光模式内镜清楚,立体感更强。

(3) 富士能智能电子分类技术(Fuji intelligent color enhancement, FICE):智能电子分光技术具有较高强度的光源。

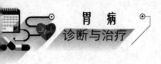

这些技术主要应用于消化道黏膜早癌的检查,大大提高了现代消化道早癌的诊治水平。

(殷洪敏)

健康中国·家有名医丛书
总书目

第一辑

第二辑